Anaesthesiology and Resuscitation
Anaesthesiologie und Wiederbelebung
Anesthésiologie et Réanimation

17

Editores

Prof. Dr. R. Frey, Mainz · Dr. F. Kern, St. Gallen
Prof. Dr. O. Mayrhofer, Wien

Probleme der
Intensivbehandlung

*Bericht über die Parallelsitzung des Deutschen Chirurgenkongresses
am 16. April 1966 in München*

Herausgegeben von

K. Horatz und R. Frey

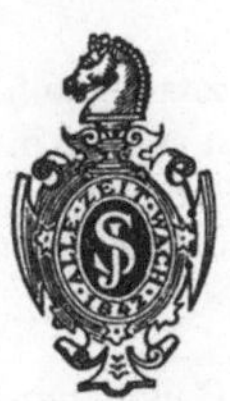

Springer-Verlag Berlin Heidelberg New York 1966

ISBN 978-3-540-03456-8   ISBN 978-3-642-87937-1 (eBook)
DOI 10.1007/978-3-642-87937-1

Titel Nr. 7487

Vorwort

Der erfahrene Kliniker war sich schon immer bewußt, daß die Entscheidung über Erfolg oder Mißerfolg seiner Therapie oft mehr in der pflegenden Hand seiner guten Schwestern liegt, als in seiner eigenen. Diese Erkenntnis wissenschaftlich zu fundieren und personell, apparativ und organisatorisch zum Wohle der uns anvertrauten Kranken auf die Höhe unseres ärztlichen Wissens über die Wiederbelebung zu bringen, ist das Ziel der vorliegenden Zusammenstellung der Vorträge über „Intensivbehandlung" des Deutschen Chirurgen-Kongresses 1966. Besonderer Wert wurde auf die Darstellung der heutigen Auffassung über Dauerbeatmung, bilanzierte parenterale Ernährung und Ausbildung und Einsatz des neuen Standes der „Intensivpflegeschwester" gelegt, die nicht mehr Untergebene, sondern mitverantwortliche Partnerin des Arztes ist.

Wir danken dem Präsidenten der Deutschen Gesellschaft für Chirurgie, Herrn Professor Dr. Zuckschwerdt (Hamburg), und deren Schriftführer, Herrn Professor Dr. Bürkle de la Camp (Dottingen) für die freundliche und ehrenvolle Betrauung mit der redaktionellen Bearbeitung und Herausgabe des Berichtes über diese Sitzung, die so großes Interesse und weitreichende Zustimmung nicht nur bei Anaesthesisten und Chirurgen, sondern auch bei Vertretern anderer operativer Fächer und medizinischer Disziplinen gefunden hat. Ein Kurzreferat über die Sitzung erscheint im offiziellen Kongreßbericht in Langenbeck's Archiv für klinische Chirurgie, Band 316, 1966.

Hamburg und Mainz, April 1966

K. Horatz u. R. Frey

Inhaltsverzeichnis

Referenten

AHNEFELD, F. W., Priv.-Doz., Dr. med., Mainz, Univ.-Klinik, Institut für Anaesthesiologie

BONHOEFFER, K., Dr. med., Köln-Lindenthal, Chirurg. Univ.-Klinik

BÖSMÜLLER, H., Dr. med., Innsbruck/Österr., Chirurg. Univ.-Klinik

BUSHART, W., Dr. med., Hamburg, Neurolog. Univ.-Klinik und Poliklinik

GIEBEL, O., Dr. med., Hamburg, Anaesthesieabt. d. Chirurg. Univ.-Klinik

HALMÁGYI, M., Mainz, Institut f. Anaesthesiologie, Univ.-Klinik

HARMS, H., Priv.-Doz., Dr. med., Hamburg, II. Med. Univ.-Klinik

HORATZ, K., Prof., Dr. med., Hamburg, Ordinarius für klinische Anaesthesiologie

HOSSLI, G., Prof., Dr. med., Zürich/Schweiz, Institut für Anaesthesiologie der Universität, Kantonsspital

HUTSCHENREUTER, K., Prof., Dr. med., Institut f. Anaesthesie der Universität des Saarlandes, Homburg/Saar, Landeskrankenhaus

JUST, O., Prof., Dr. med., Heidelberg, Anaesthesieabt. d. Chirurg. Univ.-Klinik

KÖRNER, K., Dr. med., Marburg, Chirurg. Univ.-Klinik

KUCHER, R., Priv.-Doz., Wien/Österr., Institut f. Anaesthesiologie der Universität, Spitalgasse 23

LAWIN, P., Dr. med., Hamburg, Anaesthesieabt. des Allg. Krankenhauses Altona

LEHMANN, CH., Dr. med., München, Anaesthesieabt. des Städt. Krankenhauses rechts der Isar

LUTZ, H., Dr. med., Heidelberg, Anaesthesieabt. d. Chirurg. Univ.-Klinik

MUSER, U., Dr. med., Köln-Lindenthal, Chirurg. Univ.Klinik

NORLANDER, O. P., Priv.-Doz. für Anaesthesie, Dr. med., Stockholm/Schweden, Karolinska Sjukhuset, Department of Anesthesia, Thoracic Clinics

NOWACKI, P. E., Dr. med., Berlin, Chir. Abt. im Städt. Krankenhaus Neukölln

OEHMIG, H., Prof., Dr. med., Marburg/L., Anaesthesie-Zentrum der Universitätskliniken

RETZLAFF, G., Dr. med., Homburg/Saar, Institut für Anaesthesie der Universität des Saarlandes, Landeskrankenhaus

RITTMEYER, P., Dr. med., Hamburg, Anaesthesieabt. d. Chirurg. Univ.-Klinik

RÜGHEIMER, E., Prof., Dr. med., Erlangen, Anaesthesieabt. der Chirurg. Univ.-Klinik

SCHÜLKE, K., Dr. med., Frankfurt/M., Chirurg. Klinik des Nordwest-Krankenhauses

STANDFUSS, K., Dr. med., Köln, I. Chirurg. Univ.-Klinik

STEINBEREITHNER, K., Priv.-Doz., Dr. med., Wien/Österr., Institut für Anaesthesiologie der Universität

STOCKMANN, U., Dr. med., Berlin, Chirurg. Abt. im Städt. Krankenhaus Neukölln

UNGEHEUER, E., Prof. Dr. med., Frankfurt/M., Chirurg. Klinik des Nordwest-
  Krankenhauses

WIEMERS, K., Prof., Dr. med., Freiburg i. Br., Anaesthesieabt. der Chirurg.
  Univ.-Klinik

Einleitung

Vorsitzender (K. Horatz):

In Vertretung des Präsidenten, Herrn Professor Zukschwerdt, eröffne ich die Parallelsitzung „Probleme der Intensivbehandlung". Bei den ersten Vorträgen unserer heutigen Verhandlung habe ich besonderen Wert darauf gelegt, daß organisatorische Probleme zur Diskussion gestellt werden. Danach sollen die technischen Möglichkeiten der Patienten-Überwachung angesprochen werden. Wir alle sind uns sehr wohl darüber im klaren, daß an dieser Stelle und in so kurzer Zeit nicht alle Dinge erschöpfend behandelt werden können. Aus der Fülle der Probleme haben wir daher nur solche herausgegriffen, die auch an mittleren und kleineren chirurgischen Abteilungen einer Lösung bedürfen. Ich bitte alle Redner herzlich, ihre Zeit einzuhalten, damit die wichtigsten Punkte eventuell noch ausdiskutiert werden können.

Darf ich nun Herrn Wiemers bitten, sein einleitendes Referat zu halten.

Allgemeine Gesichtspunkte, Organisation und Aufbau von Intensivbehandlungsstationen

Von **K. Wiemers**

Aus der Anaesthesieabteilung (Vorstand: Prof. Dr. K. WIEMERS)
und der Chirurgischen Univ.-Klinik (Direktor: Prof. Dr. H. KRAUSS) Freiburg i. Br.

Mit dem Begriff „Intensivbehandlung" soll zum Ausdruck gebracht werden, daß die übliche Therapie nicht ausreicht, wenn der Organismus bei schwerster Krankheit, infolge Unfall, Operation oder unvorhergesehenen Komplikationen an die Grenzen seiner Existenzbedingungen geraten ist. In solchen Situationen wird das ursprüngliche Leiden vorübergehend *zweit*rangig, und die ärztlichen Bemühungen müssen sich ganz darauf konzentrieren, die lebenswichtigen Elementarfunktionen Atmung, Kreislauf, Temperaturregulation und Stoffwechsel zu erhalten, wiederherzustellen oder notfalls zu ersetzen.

Diese Aufgabe hat durch die neuzeitliche Anaesthesie einen doppelten Antrieb erhalten:

Einmal sind die Gefahren der Anaesthesie und damit der Operation geringer geworden, so daß die chirurgische Indikation erweitert werden konnte und gleichzeitig die eigentlich kritische Phase in den postoperativen Verlauf verschoben wurde.

Zum zweiten hat aber die Anaesthesie – auf neueren pathophysiologischen Erkenntnissen aufbauend und diesen in der Praxis manchmal vorauseilend – eine subtile Wiederbelebungstechnik entwickelt, durch die auch die Ergebnisse langfristiger Reanimationsbemühungen entscheidend verbessert wurden.

Dem Schwerpunkt anaesthesiologischer Tätigkeit entsprechend, spielte sich diese Entwicklung zunächst auf dem Terrain der Chirurgischen Kliniken ab und kam erst in den letzten Jahren zunehmend auch den Patienten anderer Fachgebiete zugute. –

Für diesen Grenzbereich chirurgisch-anaesthesiologischer Krankenbehandlung haben sich verschiedene Bezeichnungen eingebürgert:

Im *Aufwachraum* wird der Operierte unter der Verantwortung des Anaesthesisten überwacht, solange er noch unter den Nachwirkungen der Narkose steht. Ein Aufwachraum ist vor allem dort zweckmäßig, wo die Frischoperierten von einem zentralen Operationstrakt auf verschiedene

Abteilungen oder auf die Allgemeinstationen verteilt werden, so daß der Anaesthesist sie aus den Augen verlieren würde.

Sind die einzelnen operativen Abteilungen in getrennten Gebäuden mit eigenen Operationssälen untergebracht, so ist in der Nähe des Operationssaales statt eines Aufwachraumes oft eine *Frischoperiertenstation* eingerichtet, auf der die Patienten (zumindest nach großen Eingriffen) mehrere Tage bleiben. Hier besteht vielfach ein fließender Übergang zwischen der Verantwortung des Anaesthesisten für die Aufwachphase und der des Chirurgen für die weitere Behandlung.

Tabelle 1

	Aufgabe	Organisation und Verantwortung
Aufwachraum	postop. Überwachung bis zum Abklingen der Anaesthesie	untersteht dem Anaesthesisten
Frischoperiertenstation (z. B. für Neurochirurgie oder für Herzchirurgie	postop. Überwachung u. Behandlung, meist unter Einschluß der Aufwachphase	Chirurg unter Mitarbeit des Anaesthesisten
„Wachstation"	meist eine Kombination zwischen Aufwach-, Frischoperierten- und Intensivbehandlungsstation	gemeinsames Aufgabengebiet von Operateur und Anaesthesist; wenn mit Pat. aus verschiedenen Fachgebieten belegt, Leitung zweckmäßig durch den Anaesthesisten
Intensivbehandlungsstation	Behandlung bei akuten respiratorisch-zirkulatorischen Notfällen, tiefer Bewußtlosigkeit usw.	Anaesthesist, unter Mitarbeit des jeweils zuständigen Fachvertreters

Der Aufgabenbereich einer allgemein-chirurgischen *Wachstation* ist jedoch weiter gezogen: neben Frischoperierten und -verletzten werden regelmäßig Patienten aufgenommen, die wegen verschiedenster Komplikationen einer besonderen Behandlung bedürfen, wie Patienten mit Ileus und Peritonitis, Schock, Fettembolie und Thromboembolie, Verbrennungen oder schweren Thoraxtraumen, tiefer Bewußtlosigkeit nach Schädel-Hirnverletzungen und Tetanus.

Waren früher pflegerische und organisatorische Gründe für die Errichtung einer Wachstation maßgebend, vor allem aber das Bestreben des Klinikchefs, alle akuten Fälle unter seiner persönlichen Überwachung und

Anordnung zu konzentrieren, so hat sie heute durch die Mitarbeit eines fachlich selbständigen Anaesthesisten einen neuen *ärztlichen* Aspekt und einen höheren Wirkungsgrad erhalten. Zur Behandlung tief bewußtloser, krampfender oder ateminsuffizienter Patienten bringt der Anaesthesist von seinem Fachgebiet her bessere Voraussetzungen mit als der Chirurg, er hat sich meist auch intensiver mit den Problemen des Elektrolyt- und Säure-Basenhaushalts beschäftigt; der Chirurg sollte ihm daher die Allgemeinbehandlung dieser Patienten überlassen.

An vielen Krankenhäusern hat es sich bewährt, die Leitung der Wachstation dem Anaesthesisten zu übertragen – vor allem, wenn die Patienten aus verschiedenen Fachgebieten kommen, wobei auch die innere Medizin beteiligt sein kann. Selbstverständlich bleibt die spezielle Therapie in der Hand des jeweiligen Facharztes.

Die Praxis zeigt, daß dies keineswegs zu Kompetenzschwierigkeiten führen muß, sondern daß eine sinnvolle Teilung der Aufgaben und der Verantwortung auf der Wachstation ebensogut möglich ist wie im Operationssaal. Grundlage der Zusammenarbeit ist die *gemeinsame* Visite, bei der Chirurg und Anaesthesist ihre speziellen Gesichtspunkte zur Geltung bringen und den Behandlungsplan abstimmen.

An einem großen Klinikum fehlen meist die baulichen Voraussetzungen für eine einzige gemeinsame Wachstation für *alle* operativen Abteilungen, sie wäre auch kaum zweckmäßig, weil der Weg von den jeweiligen operativen Fachabteilungen zu lang und die Bettenzahl zu groß würde. Hier ist es vorteilhafter, wenn die verschiedenen Fachabteilungen eigene Wachstationen haben, auf denen ein Anaesthesist mitarbeitet und nur die schwersten Fälle auf der sogenannten *Intensiv*-Behandlungsstation konzentriert werden, die sich vor allem den respiratorischen und zirkulatorischen Notfällen widmet; sie sollte der Anaesthesieabteilung vollverantwortlich unterstehen und auch von deren eigenen Schwestern pflegerisch betreut werden. Die Grenzen zwischen einer solchen Intensivbehandlungsstation im engeren Sinne und einer Wachstation sind jedoch fließend, so daß die weiteren Ausführungen cum grano salis für beide gelten. –

Eine Rundfrage an die mir bekannten Leiter von Anaesthesieabteilungen an den Universitäten und einigen großen Krankenhäusern bestätigt die hier geschilderte Tendenz, obgleich die personellen, organisatorischen und baulichen Voraussetzungen an den Universitäten unterschiedlich sind und manche institutionellen Hemmnisse einer Zentralisierung der Intensivtherapie entgegenstehen. Dagegen haben die größeren kommunalen Krankenhäuser den Gedanken einer zentralen Wach- oder Intensivpflegestation lebhaft aufgegriffen; nicht zuletzt deswegen, weil sie auch den ökonomischen Vorteilen mehr Gewicht beimessen.

Bei der Planung ist davon auszugehen, daß zwar viele Patienten zu irgendeinem Zeitpunkt ihres Krankenhausaufenthalts, aber nur 5–10%

Tabelle 2

Bedarf an Schwestern und Pflegekräften	rationelle Bettenzahl	Dienst-einteilung	ständiges Pflegepersonal (mit Freizeit-vertretung und Urlaub)	Verhältnis Pflegekräfte zu Patienten etwa
Allgem.-chir. Wachstation	max. 16	tags 3—4 nachts 1	8	1 : 2
Neurochirurg. Wachstation	bis 8	tags 3 nachts 1	6	1 : 1,5
Stat. für frischoperierte Herzpatienten	4–8	tags 3 nachts 1	6	1 : 1,5 bis 1 : 1
Intensivbehandlungs-station	10–12	tags 4 nachts 2	12–20	1 : 1 bis 2 : 1
Beatmungsstation	4–6	3 × 8 Std. je 2–3	8–12	2 : 1 bis 3 : 1

gleichzeitig einer Intensivpflege bedürfen. Die rationelle Größe einer Intensivstation liegt zwischen 4 und 16 Betten, weil einerseits mindestens zwei qualifizierte Pflegekräfte gleichzeitig im Dienst sein und andererseits alle Patienten unter individueller Kontrolle sein sollten. Mit Urlaubsvertretung und Freizeitvergütung ergibt sich ein Mindestbedarf von ca. 10 qualifizierten Pflegepersonen für 10–12 Intensivpflege-Betten oder 4–6 Beatmungsplätze, d. h. bei Intensivpflegefällen ein Verhältnis von 1 : 1 bis 2 : 1, bei Dauer-Beatmungsfällen sogar von 2 : 1 bis 3 : 1.

Entgegen der Tendenz zu kleinen Krankenzimmern auf den Allgemeinstationen sind für Intensivbehandlungs- und Beatmungsstationen 4–6 Betteneinheiten vorzuziehen, jedoch möglichst durch halbverglaste Zwischenwände in sicht- und geräuschgeschützte Boxen zu unterteilen.

Jedes Bett muß an eine zentrale Sauerstoffversorgung angeschlossen und mit einer Absaugvorrichtung ausgerüstet sein, bei Um- und Neubauten

Tabelle 3. *Bauseitige Ausrüstung einer Intensivbehandlungsstation*

Zentrale Sauerstoffversorgung, evtl. Vacuum,
etwa 4 Betten pro Raum, an jedem Bett Anschlüsse für O_2, Saugvorrichtung,
    Licht, Gerätestecker,
Leitungen für zentrale Überwachungsanlage,
Klimaanlage, Hypothermie, extracorporale Dialyse,
evtl. Raum für hyperbare Sauerstoffbehandlung,
Raum für kleine Eingriffe, wie Tracheotomie, Bronchoskopie,
Labor (Blutgasanalysen, EKG, EEG),
Arztzimmer, Schwesternzimmer, Nachtdienstzimmer,
Geräteraum, Nebenräume, Küche, Ausguß usw.

sind ausreichende Starkstromanschlüsse, Schwachstromleitungen und Leerleitungen für individuelle und zentrale Monitoren vorzusehen, auch wenn man den Nutzen zentraler Überwachungs-Anlagen noch etwas zurückhaltend beurteilt.

Klimatisierung, ggf. Möglichkeiten für Hypothermie, extracorporale Dialyse, hyperbare Oxygenierung, Isolierung und Bademöglichkeit für schwere Verbrennungen sind rechtzeitig einzuplanen.

Ein Raum für Bronchoskopie, Tracheotomie u. a. kleine Eingriffe ist vorzusehen; Dienstzimmer, Abstell- und Nebenräume sollten nicht zu knapp bemessen werden.

Die apparative Ausrüstung und die erforderlichen Laborbestimmungen seien nur tabellarisch angeführt. Die wichtigsten Laborleistungen sollten auch außerhalb der Dienststunden und nachts zur Verfügung stehen, nach Möglichkeit auch Röntgen-Aufnahmen im Bett, EKG, Elektrolytbestimmungen und Blutgasanalysen.

Tabelle 4. *Instrumentarium und Laborausrüstung einer Intensivbehandlungsstation*

O_2-Insufflationsgeräte (Brille — Maske — Trichter — Zelte),
Leistungsfähige Luft- und O_2-Befeuchter,
Komplettes Intubations- und Narkose-Instrumentarium, manuelle Beatmungsgeräte (Ambu-Beutel),
Brett zum Unterlegen für äußere Herzmassage, Nadeln und Medikamente für intracardiale Injektion,
Pneumothoraxgerät, Thoraxsaugdrainagen,
Bronchoskopiegerät, starker Motorsauger,
Steh- und Handlampe, Schienen, Bettklötze, Bettgitter,
Sterile Päckchen für
  Pleurapunktion und -drainage,
  Venae sectio, Subclavia-Katheter,
  Notfall-Thorakotomie, Tracheotomie,
EKG, EEG, Defibrillator, Schrittmacher,
Monitoren, Elektrothermometer, AM-Volumeter,
Hypothermiegerät, Eisbeutel,
Respiratoren für Dauerbeatmung,
Röntgen (im Bett), Echoenzephalograf, Augenspiegel,
extracorporale Dialyse, Peritonealdialyse,
Bestimmung von Elektrolyten, Blutgasen, Blutvolumen.

Bei den zahlreich anfallenden Laboruntersuchungen ist es nicht einfach, den *Verlauf* jederzeit präsent zu haben. Eine kurvenmäßige Darstellung wird unübersichtlich, wenn mehr als drei Größen aufgezeichnet werden. Wir führen deshalb neben den Verordnungs- und Beobachtungsbögen nur die übliche Kurve für Temperatur und Puls und tragen alle anderen Werte nicht kurvenmäßig, sondern als *Zahl* in einen sogenannten Laborbogen ein, der, wenn pro Tag nur ein Wert eingetragen wird, den Verlauf über zwei Wochen aufnimmt (Tab. 5).

Tabelle 5.

Name: Tr. D. ♂ Alter: 22 J. Diagnose: Tetanus Gew.: Stat.: F 3c

Jan./Febr. 1965	Datum:	23.	24.	25.	26.	27.	28.	29.	30.	31.	1.	2.	3.	4.	5.
Temp. rect. °C		39,0	38,6	38,0	37,5	38,0	39,0	38,3	38,2	38,5	37,9	39,0	38,3	37,9	38,3
Pulsfrequenz/min		70	80	90	120	110	125	110	120	110	90	90	80	90	90
RR mmHg		140/80	120/60	140/70	160/80	140/80	120/80	110/60	140/80	110/60	140/80	120/60	130/70	130/80	100/50
Atemfrequenz/min															
Hgb. g %				13,1	12,2	15,3	14,7		12,6						
Ery. mill./mm³				4,3	4,0	4,7	4,8		4,1						
Haematokrit %															
Leuco./mm³															
Serum Na° mVal/L				135			141				148				
K° mVal/L				4,4			4,4				3,8				
Cl' mVal/L				113,8			100				100,8				
Alkali-Reserve															
Serum-E. g %				6,8			7,2				7,5				
Rest-N. mg %				29			42				45				
Serum-Bilirubin mg %															
Blutzucker mg %															
O₂-Sättigung %				92,1	96,1		90,3		90,5		90,1		90,0		99,0
pO₂ mmHg				147,0	197,3		130,0		161,5		162,5		172,5		117,2
pH				7,51	7,445		7,27		7,485		7,455		7,50		7,48
pCO₂ mmHg				22,1	41,4		62,8		40,2		37,5		37,6		35,5
Standard-Bicarbonat mVal/L				22,8	27,0		21,5		29,2		26,4		29,1		27,0
Basen-Überschuß mVal/L				−1,5	+3,9		−3,2		+6,2		+3,1		+6,2		+3,8
O₂-Kapazität Vol. %				16,0	19,7		14,7		14,1		11,8		15,5		18,1
Blut-Volumen															
Urin: Na° mVal/L				100	16				6						
K° mVal/L				102	66				52						
Cl' mVal/L				115,8	42										
Zucker g %															

Jan./Febr. 1965 Datum:	23.	24.	25.	26.	27.	28.	29.	30.	31.	1.	2.	3.	4.	5.
Eiweiß														
Tagesmenge ml/24 h		700	1400	1200	900	2700	2000	1400	1500	1500	1500	1700	2300	3100
spez. Gewicht		1022	1022	1017	1012	1006	1010	1020	1017	1017	1015	1016	1005	1011
Sondenverluste: ml/24 h														
Drainageverluste ml/24 h														
Aminofusin ml			500											
Orale- und Sondennahrung ml			750	800	1300	1600	18000	18000	2000	1800	2000	2000	2400	1900
i.v. Flüssigkeits-Zufuhr:														
Blut ml					600	300					600			
Plasma, Serum ml		300	300											
Human-Albumin ml		50												
Koll. (Macrodex, Rheo) ml		500									250			
Elektrolyt-Zuckerlösung ml	2500	1500	3000	2000	2000	2000	1000	2000	2000	1000	1000	1000	2000	1000
Fettemulsion ml														
Gesamt-Flüssigkeitszufuhr ml	2500	2350	3300	3250	3400	3600	2800	3800	4000	2800	3850	3000	4400	2900
Gesamt-Na°-Zufuhr mVal														
Gesamt-K°-Zufuhr mVal														
Bicarbonat, Trispuffer mVal														
Gesamt-Kalorienzufuhr	500	380	700	1300	1900	2430	2450	2700	2650	2550	2950	2675	2700	2450
Therapie														
Antibiotica Penicillin Mill		5	5	5	5	5	5	5	5	5	5	5	5	
Sedativa Thalamonal ml	12	46	78	80	70	82	96	85	94	86	78	96	90	72
Relaxantien Imbretil mg	26	94	92	136	138	147	144	141	130	138	141	144	136	105
Künstl. Beatmung Angström														
O_2-Zufuhr														
Tetanol ml	1,0		0,5		0,5		0,5				0,5			
Tetanus-Hyperlinum-Ge. E	6000	2880	2880	2880	2880	5720	6000	2880	2880	2880	2880	2880		
			EEG EKG	EEG EKG						Rö	EEG			

Auch einige andere klinische Daten, wie Dauer der Beatmung, der antibiotischen Therapie, Röntgenaufnahmen, EKG, EEG, Blut- und Plasmainfusionen, Flüssigkeits- und Calorienzufuhr und die Elektrolytbilanz finden hier übersichtlich Platz. Wenn die Bögen sorgfältig geführt werden – womit bei uns eine technische Assistentin beauftragt ist – erübrigt es sich, die zahllosen Laborzettel im Krankenblatt abzuheften.

Dieses Formular läßt zugleich das Überwachungsprogramm einer Intensivpflegestation erkennen, das durch eine rege Zusammenarbeit mit anderen Fachvertretern ergänzt wird. Die häufigen konsiliarischen Kontakte, die sich (neben der ständigen Zusammenarbeit mit Chirurg und Internist) auch mit dem Neurologen, dem Cardiologen, dem Gerinnungsfachmann, dem Mikrobiologen, Nephrologen, HNO- und Augenarzt ergeben, bedeuten zugleich eine ständige Anregung, bei der jeder vom anderen lernt.

Im Mittelpunkt der Behandlung auf der Intensivstation stehen Infusionstherapie und künstliche Ernährung, Freihaltung der Luftwege und Bronchialtoilette, künstliche Beatmung und Korrektur von Entgleisungen der Körpertemperatur und von Stoffwechselstörungen aller Art, Bekämpfung von Infektionen und Verhütung von Decubitus. Ärzte und Pflegepersonal müssen bei diesen Patienten Tag und Nacht tätig sein, wobei auch von den Schwestern neben größter Gewissenhaftigkeit weitgehende Einsicht in schwierige medizinische Zusammenhänge und selbständiges Handeln bei überraschenden Komplikationen verlangt werden muß.

Als entscheidenden Fortschritt der Behandlung Bewußtloser und Dauerbeatmeter sehen wir es an, daß diese Patienten bei uns stündlich gedreht werden und zwar um genau 180° zwischen rechter und linker Seitenlage, weil nur so alle Abschnitte des Bronchialsystems abwechselnd drainiert werden. Bei dieser körperlichen Schwerarbeit müssen die Schwestern aber durch männliche Pfleger unterstützt werden.

Mindestens eine Krankengymnastin und eine MTA sollten der Intensivpflegestation fest zugeordnet sein, ferner muß Personal zur Reinigung und Desinfektion der vielen Geräte zur Verfügung stehen. Ein weiteres Problem sind Wartung und kleinere Reparaturen an den Respiratoren und den vielen elektronischen Geräten.

Tabelle 6. *Wach- und Intensivpflegestation an der Chir. Univ.-Klinik Freiburg*

Zuständig für	*Nicht zuständig für*
allgem. Chirurgie und Urologie, Thoraxchirurgie (außer Tbc.), Herzchirurgie, schwere Unfälle u. Schädel-Hirn-Traumen, Intensivpflege- u. Beatmungsfälle.	Neurochirurgie, Chirurgie der Lungen-Tbc.,
	Nur fallweise für Orthopädie und Extremitäten-Chirurgie, Kinderchirurgie, Privatpatienten.

Bei dem allgemeinen Mangel an geprüften Pflegekräften ist es weitgehend üblich, ungeprüfte Hilfskräfte und Medizinstudenten als Einzelwachen heranzuziehen – eine Notlösung, die im Grunde weder pflegerisch befriedigt noch finanziell vorteilhaft ist.

Tabelle 7

Chirurg. Univ.-Klinik Freiburg (jährl. Durchgang 7320 Patienten) – Wach- und Intensivpflegestation –

35 Betten		
17 Betten Männer-Wachstation	davon: 4 Betten für Herzoperierte 2–6 Beatmungsfälle	18 Betten Frauen-Wachstation
7 Schwestern 1 Schülerin 1 Pfleger 1 Pfleger-Schüler	5 „Herzschwestern" 3 Anaesthesieschwestern 1 Schülerin (Anaesthesie)	7 Schwestern 1 Schülerin
10	9	8

27 ständige Pflegekräfte, zusätzlich anwesend 2–4 Sitzwachen.

An der Univ.-Klinik in Freiburg/Br. sind für ca. 380 chirurgische Patienten zwei Stationen mit insgesamt 35 Betten als Wach- und Intensivbehandlungseinheiten eingerichtet. Die „Zuständigkeit" entspricht mehr den lokalen Zufälligkeiten als einer zielgerichteten Planung. Im Durchschnitt werden 4 Betten mit frischoperierten Herzpatienten und 4–6 Betten mit Dauerbeatmungspatienten der Anaesthesieabteilung belegt, die teils dem chirurgischen Patientengut entstammen, teils von anderen Kliniken übernommen oder direkt eingeliefert werden (Vergiftungen, Suicidversuche, Tetanus). Die derzeitige personelle Besetzung ist unzulänglich und über-

Tabelle 8

Belegung der Wach- und Intensivpflegestation an der Chirurg. Univ.-Klinik Freiburg i. Br. 1965

1080	postoperative Fälle mit glattem oder mehr oder weniger kompliziertem Verlauf (einschl. Herz- u. a. Thoraxchirurgie)	= 72 %
133	chirurgische Intensivpflegefälle (abdominelle Perforationen, Ileus, Peritonitis, Pancreatitis, Blutungen, Embolien)	= 9 %
167	schwere Unfälle (einschl. Thorax- und Schädel-Hirn-Traumen, Fettembolien, Verbrennungen)	= 11 %
116	Tetanus, Vergiftungen, Suicidversuche, Herzstillstand u. a.	= 8 %
Sa. 1494	Patienten	= 100 %

Hiervon waren 88 Patienten = 6 % Dauerbeatmungsfälle.

fordert alle Beteiligten. Im nächsten Jahr wird die Anaesthesie-Abteilung eine eigene Intensivpflegestation mit 10 Betten beziehen, ohne ihre Mitarbeit bei den Frischoperierten aufzugeben.

Im Jahre 1965 haben fast 1500 Patienten die Wachstation durchlaufen, ca. 10% wurden hauptverantwortlich von der Anaesthesieabteilung behandelt (einschl. Krankenblatt bzw. Arztbrief), 6% waren Dauerbeatmungsfälle. Läßt man die Fälle mit glattem postoperativem Verlauf (60–70%) beiseite, so ergeben sich für die Aufnahme auf eine eigentliche Intensivbehandlungsstation folgende Indikationen:

Tabelle 9

Geeignet zur Aufnahme auf der Intensivbehandlungsstation sind Patienten mit:
tiefer Bewußtlosigkeit infolge
cerebraler Traumen, -Operationen oder -Erkrankungen,
hypoxischer Schäden und Stoffwechselstörungen,
akuten Gaswechselstörungen und Erstickungsgefahr infolge
Thoraxtraumen und hoher Querschnittslähmung,
postoperativer respiratorischer Insuffizienz,
Trachealstenose,
Lungenödem und Status asthmaticus,
Aspiration, Pneumonie, Atelektase,
Vergiftungen, besonders mit Schlaf- und Betäubungsmitteln, Kohlenoxyd,
Pflanzenschutzmitteln und Krampfgiften
Tetanus und schwerer Eklampsie,
schweren Unfällen und Verbrennungen,
Schock und Fettembolie,
lebensbedrohlicher Hypo- und Hyperthermie,
schweren Störungen des Wasser-, Elektrolyt- und Säure-Basen-Haushalts, Peritonitis, Ileus, Pancreatitis, Exsiccose und Anurie,
Notwendigkeit fortlaufender Überwachung wegen Gefahr akuten Kreislaufversagens bei gastrointestinalen Blutungen,
nach Herzoperationen, Herzwiederbelebung,
Narkose- und Operationszwischenfällen,
bei Lungenembolie, Herzinfarkt und Adam-Stokes-Anfällen,
sofern derartige Patienten nicht auf eigenen neurochirurgischen oder cardiovasculären Wachstationen, auf speziellen Pflegeeinheiten für extracorporale Dialyse und Entgiftung, für die Beatmung bei Poliomyelitis, Encephalitis und Meningitis oder die Wiederbelebung von Neugeborenen besser aufgehoben sind.

Die Auswahl der Patienten wird im einzelnen von den Gegebenheiten und der Bettenzahl der Intensivpflegestation abhängen. Es widerspricht dem Zweck dieser hochspezialisierten Einrichtung, wenn sie mit moribunden Patienten und chronischen, unbequemen Pflegefällen, mit nächtlich aufgelesenen Alkoholikern oder demonstrativ angelegten, relativ leichten Schlafmittelvergiftungen überlastet wird; andererseits besteht gerade bei bewußtseinsgetrübten und unruhigen Patienten die Gefahr, daß eine Vertiefung der cerebralen Störung zum Coma (u. U. iatrogen infolge unzweckmäßiger Sedierung) verkannt oder die zugrundeliegende intracranielle Blutung nicht diagnostiziert wird.

Es muß gewährleistet sein, daß Aufnahme und Weiterverlegung jederzeit und sofort erfolgen, und daß die Entscheidung von den Ärzten der Intensivstation getroffen wird, wobei nur die medizinische Indikation maßgeblich sein darf. Man muß auch daran denken, daß die Schwestern der harten körperlichen und psychischen Belastung, die über eine normale Krankenpflege weit hinausgeht, auf die Dauer nicht standhalten, wenn man ihre Arbeitskraft und ihren Idealismus aus einer schlechten Indikationsstellung heraus zu häufig nutzlos in Anspruch nimmt. Man muß ihnen gelegentlich auch die Freude gönnen, ein tetanuskrankes Kind, das sie während einer wochenlangen Dauerbeatmung zwischen Leben und Tod betreut haben, vollends gesund zu pflegen.

Analog steht es mit der Indikation zur Dauerbeatmung:
Der Respirator darf nicht zur letzten Station eines infausten Krankheitsverlaufs werden, er ist nicht dazu da, das Dasein eines Sterbenden um einige Stunden künstlich zu verlängern. Bei postoperativen Komplikationen läßt man sich oft durch das Solidaritätsgefühl gegenüber dem Chirurgen verleiten, eine Beatmung auch in aussichtslosen Fällen zu beginnen, die man dann vor dem endgültigen Tod kaum wieder abbrechen kann. Bei Hirntraumen ist eine weitere Beatmung sinnlos, wenn weite, lichtstarre Pupillen, paralytischer Blutdruck, Hypothermie und fehlende elektrische Potentiale das völlige Erlöschen der cerebralen Funktionen anzeigen. –

Von der Anaesthesieabteilung wurden

1963	45 Pat.
1964	97 Pat.
1965	88 Pat.
also in drei Jahren	230 Patienten
insgesamt	2008 Tage beatmet.

Die *mittlere Beatmungsdauer* betrug bei

Thoraxverletzungen	12,5 Tage
Tetanus	23 ,,
Vergiftungen	3 ,,
Internen Indikationen	13 ,,
Anderen Unfällen	5,5 ,,
Postoperativen Komplikationen	7,5 ,,
Im Durchschnitt *aller Fälle*	9 Tage

Wenn die Dauerbeatmung Erfolg haben soll, muß sie bei den geeigneten Fällen früh begonnen werden, bevor es durch längere Hypoxie und Azidose, durch Sekretretention und Pneumonie zu weiteren Schäden gekommen ist. Nach Lungenresektionen und Herzoperationen, aber auch nach Zweihöhleneingriffen und Oberbauchoperationen bei Patienten mit schlechter Lungenfunktion bewährt sich eine prophylaktische Beatmung in den ersten post-

operativen Stunden bis Tagen, die in der Regel noch über den Endotracheal-
tubus vorgenommen wird. Derartige Fälle sind in unserer Statistik aber
(mit wenigen Ausnahmen) nicht vertreten.

Bei der Dauerbeatmung hatten wir gute Ergebnisse (mit einer Mortalität
zwischen 24 und 33%) bei schwersten Thoraxverletzungen, Tetanus, Vergiftungen mit Atemlähmung und bei verschiedenen internen Indikationen.
Bei sonstigen Unfällen und postoperativen Komplikationen, bei denen es
sich überwiegend nicht um primär respiratorische Probleme handelte, lag
die Todesrate bei 75 bzw. 63%.

Tabelle 10. Indikationen zur Langzeit-Beatmung

Zertrümmerung des Brustkorbs (Atemmechanik),
Zentrale Atemlähmungen durch
    Narcotica und Schlafmittel,
    cerebrale Hypoxie, akuten Hirndruck,
Periphere Atemlähmung
    Myasthenie, neurologische Erkrankungen,
    traumatische Querschnittslähmung,
    medikamentöse Relaxation zur Verhinderung von Krämpfen (Tetanus,
    Eklampsie, Krampfgifte),
Pulmonale Insuffizienz
    Thoraxtraumen,
    Lungenödem,
    Pneumonie und Atelektase,
    Status asthmaticus und Emphysem,
Zirkulatorische Insuffizienz: zur
    besseren Aufsättigung des Blutes,
    Herabsetzung der Atemarbeit.

Die Gesamtmortalität hält sich mit 52 % etwa im gleichen Rahmen wie
bei anderen Statistiken, wobei betont werden muß, daß von den Überlebenden keine 10% ohne Dauerbeatmung auch nur eine geringe Chance gehabt hätten. —

In einem modernen Großkrankenhaus ist eine Intensivbehandlungsstation schon allein aus organisatorischen Gründen notwendig. Der Aufwand an spezialisierten Pflegekräften, Apparaturen und Laborleistungen
wird aber nur rationell genutzt, wenn auf dieser Station Patienten aus *allen*
Abteilungen Aufnahme finden. Für die Behandlung des chirurgischen oder
gynäkologischen Grundleidens bleibt der jeweilige Operateur zuständig,
während die Maßnahmen der eigentlichen Intensivtherapie – wie Schockbehandlung, Korrektur von Stoffwechselentgleisungen und die Behandlung
von Atemstörungen – zweckmäßig in die Hand des Anaesthesisten gelegt
werden, dem man auch die Organisation und Leitung der Intensivbehandlungsstation übertragen sollte. Ertrunkene, Erstickte, bewußtlose Vergiftete
werden meist direkt von draußen zur Wiederbelebung aufgenommen.

Dem Anaesthesisten ist hierdurch ein eigenes stationäres Patientengut erwachsen – eine Entwicklung, die bei der Begründung unseres Fachgebietes in diesem Umfang nicht vorauszusehen war. Das handwerkliche Rüstzeug für die Reanimation bringt der Anaesthesist zum größten Teil von seiner Tätigkeit im Operationssaal mit. An klinischem Wissen benötigt er (neben guter Einfühlung in die Probleme des chirurgischen oder sonstigen Grundleidens) breite Kenntnisse in angewandter Physiologie, einem Gebiet,

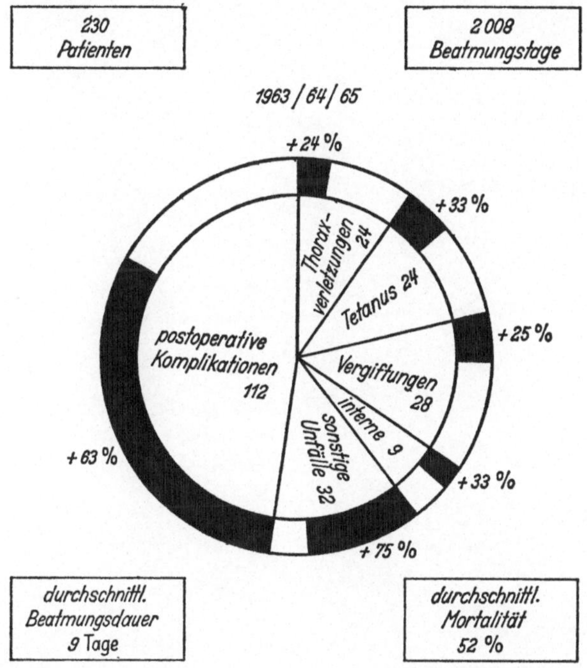

das bei uns lange stiefmütterlich behandelt wurde. Letztlich entscheidend für den Erfolg ist aber der persönliche Einsatz am Krankenbett, der keinesfalls durch technische Perfektion ersetzt werden kann.

Der Anaesthesist muß sich bewußt sein, daß sein Auftrag im Rahmen der Intensivtherapie fachlich und zeitlich begrenzt ist. Er ist für die akute Lebensdrohung zuständig, weil er auf diesem Gebiet spezielle Kenntnisse und Erfahrungen besitzt. Er sollte den Patienten in die zuständigen Hände übergeben, wenn die akute Phase überwunden ist. Nach Möglichkeit sollte er den Neurologen, Cardiologen, Endocrinologen, Nephrologen oder den Gerinnungsfachmann zuziehen, wenn ein ungeklärtes Coma, eine Herzinsuffizienz, ein Diabetes, eine Urämie oder eine Blutungsbereitschaft vorliegt. Sein Aufgabengebiet ist groß, aber er muß seine Grenzen kennen. Prestigefragen dürfen ohnehin auf einer Intensivbehandlungsstation keine

Rolle spielen, und jede Diskussion über die Abgrenzung der Kompetenzen sollte allein im Hinblick auf das bestmögliche Behandlungsergebnis geführt werden.

Angesichts der zwangsläufigen Aufsplitterung der modernen Medizin bietet die Intensivbehandlung täglich Gelegenheit, Spezialisten aller Fachrichtungen zu gemeinsamer Beratung am Krankenbett zu versammeln. Der Anaesthesist, der in den meisten Abteilungen selbst tätig ist, wird, wenn er sich als Kliniker fühlt, hierbei eine Schlüsselstellung einnehmen können.

Krankengut und Ergebnisse, Aufbau und Organisation der Intensivbehandlungsstation der I. Chir. Univ.-Klinik Wien

Von **R. Kucher**

Aus der Intensivbehandlungsstation der I. Chir. Univ.-Klinik in Wien
(Vorstand: Prof. Dr. P. Fuchsig)
und dem Institut für Anaesthesiologie der Universität Wien
(Vorstand: Prof. Dr. O. Mayrhofer)

Die Intensivbehandlungsstation (IBSt) der I. Chir. Univ.-Klinik in Wien ist eine Station vom sogenannten „gemischten Typ". Sie stellt eine Behandlungs-, Pflege- und Beatmungseinheit dar, in welcher Patienten von allen Universitäts-Kliniken des Wiener Allgemeinen Krankenhauses und den übrigen Spitälern Wiens, Niederösterreichs und dem Burgenlande, aber vereinzelt auch aus ganz Österreich zur Behandlung aufgenommen werden. Sie figuriert darüber hinaus auch als Notfallszentrale des Wiener Allgemeinen Krankenhauses und enthält auch eine Hämodialyseeinheit, welche von einem Team der Urologischen Univ.-Klinik (Vorstand: Prof. Dr. R. Übelhör) betreut wird. Die Einbeziehung der extrakorporalen Nierendialyse in den Rahmen einer IBSt hat sich als äußerst wertvoll erwiesen und sollte im Prinzip angestrebt werden. Die Station umfaßt 11 Betten und steht unter der medizinisch und organisatorisch verantwortlichen Leitung eines Oberarztes des Institutes für Anaesthesiologie.

Tabelle 1. Gesamtzahl der Patienten

Jahr	Aufnahmen	Gestorben	Entlassen
1963 (ab 15. 9.)	77	38 (ca. 50 %)	39
1964 (bis 29. 11.)	214	82 (ca. 38 %)	132
1965 (ab 30. 11. 64 bis 15. 8. 65)	173	79 (ca. 45 %)	94
1965 (ab 16. 8. 65 1966 bis 7. 4. 66)	116	54 (46,5 %)	62
Summe	580	253 (ca. 44 %)	327

Der international empfohlene Bettenschlüssel einer IBSt inclusive Beatmungseinheit beträgt 36 Betten für 1000 Spitalsbetten oder für 1 000 000 Einwohner (Van Bergen) und sollte nach unserer Erfahrung als Einzeleinheit eher kleiner gehalten werden. Bei entsprechender Aufnahmeindikation dürften 36 Betten für 3000 Spitalsbetten (Wiener Allgemeines Krankenhaus) entsprechen (KUCHER).

An unserer IBSt kamen seit Eröffnung der Einheit im September 1963 bis April 1966 580 Patienten zur Aufnahme wovon, 253 Kranke verstarben. Dies entspricht einer Gesamtmortalität von ca. 44% (KUCHER; KUCHER, MAYRHOFER und STEINBEREITHNER; KUCHER und STEINBEREITHNER)

Tab. 2 gibt einen Überblick über das Krankengut und läßt die große Anzahl von Einzeldialysen erkennen, welche über einen Zeitraum von 2 bis 8 Stunden pro Fall im Rahmen der IBSt durchgeführt wurden.

Tabelle 2

Art der Fälle (15. 9. 1963 bis 7. 4. 1966)	Zahl der Patienten		
	aufgenommen	gestorben	entlassen
A) Schädel-Hirnverletzungen	134	76	58
B) Abdominal-Fälle (kons. u. postop.)	79	34	45
C) Sonstige kombinierte Unfallverletzungen	57	27	30
D) Neurochir. Fälle (postop.)	30	16	14
E) Urologie (Einzeldialysen)	86 (500)	40	46
F) Übriges Krankengut	194	60	134
	580	253	327

Eine detaillierte Aufgliederung der unter F) „Übriges Krankengut" angeführten Erkrankungen läßt in Tab. 3 die weite Streuung des Krankengutes erkennen und dokumentiert, in welch vorbildlicher Form unsere IBSt von allen Fachkliniken zur Spezialbehandlung ihrer Patienten in Anspruch genommen wird.

Die Zentralisation dieser Patienten, welche einer intensiven Therapie bedürfen, erleichtert sowohl die Überwachung und Behandlung durch die personelle, apparative, labortechnische und organisatorische Einheit, als auch die Zusammenarbeit der verschiedenen Fachärzte einer Krankenanstalt.

Welche therapeutischen, organisatorischen und pflegerischen Aufgaben bei der Behandlung bewußtloser Patienten zu bewältigen sind, läßt Tab. 4 erkennen, wonach im Berichtszeitraum von 580 aufgenommenen Kranken 260 (fast 50%!) bewußtlose Patienten zu betreuen waren und zwar mit einer Bewußtlosigkeitsdauer von 1 bis 115 Tagen. Für unsere 11 bettige IBSt ergibt sich daraus die Erkenntnis, daß jedes einzelne Bett der Station 100 Tage im Jahr von einem bewußtlosen Patienten belegt wird. Diese Zahl allein und das Behandlungsergebnis mit einer nur 50%igen Mortalität läßt den Fortschritt erkennen, der allein durch die Konzentration solcher

Fälle an einer IBSt mit ihren technischen Möglichkeiten, sowie durch die ständig zunehmende Erfahrung in der Behandlung und Pflege Bewußtloser möglich ist.

Tabelle 3. *F) Übriges Krankengut*

Art der Krankheit	Zahl der Patienten		
	aufgenommen	gestorben	entlassen
Struma (malign. permagn. retrostern.)	12	4	8
Hyperthyreose	8	1	7
Trachealstenose	4	0	4
Gefäßerkrankung, Gefäßoperation (postop. Blutung)	21	5	16
Meningitis, Encephalitis	3	2	1
M. Recklinghausen (Extremit. Sarkom)	2	0	2
Oesophagusvaricen	3	1	2
Sinusthrombose	2	2	0
Haemolyse	2	2	0
Haemophilie	2	1	1
Pneumonie	4	2	2
Aspiration	3	0	3
Respirat. Insuffizienz	22	2	20
Intra- u. postop. Herzstillstand	9	2	7
Cardiale Decompensation	4	2	2
Strangulation	2	1	1
Stromunfall	2	1	1
Carbolvergiftung	1	1	0
Perfusion	3	1	2
Lungenembolie	5	3	2
Leberresection	5	1	4
Hyperparathyreoidismus	2	0	2
Erysipel (Halsphlegmone)	3	1	2
Reticulose	1	0	1
Herzinfarkt	1	0	1
Sepsis	6	4	2
Verbrennung	2	2	0
Nierentransplantation	1	1	0
Schlafmittelvergiftung	25	5	20
Eklampsie	2	0	2
Myasthenie	12	4	8
Tetanus	20	9	11
	194	60	134

Im Berichtszeitraum wurden bei 129 von 580 aufgenommenen Patienten Langzeitbeatmungen mit einer Beatmungsdauer von 1 bis 67 Tagen durchgeführt (Tab. 5). In den Jahren 1963/64 war jedes Bett der IBSt zehn Tage lang von einem Patienten belegt, der einer Respiratorbehandlung unterzogen werden mußte; 1965 bereits 31 Tage und für 1966 ergibt sich pro

R. Kucher

Tabelle 4

Anzahl der bewußtlosen Patienten und Dauer der Bewußtlosigkeit

Dauer der Bewußtlosigkeit	Anzahl der Patienten	Gestorben
1 Tag	43	27
2 Tage	36	17
3 Tage	34	19
4 Tage	23	9
5– 10 Tage	60	31
11– 20 Tage	40	21
21– 30 Tage	11	2
31– 40 Tage	6	3
41– 65 Tage	4	2
65–115 Tage	3	1
	260	132 (ca. 50 %)

Jahr	Total-Aufnahmen	Zahl der bewußtlosen Patienten	Bewußtlosig-keitsdauer	
1963 — 7. 4. 66	580	260	ca. 2400 Tage	Pro Bett 100 Tage/Jahr bewußtloser Patient

Tabelle 5. *Anzahl der Dauerbeatmungen und Dauer der Langzeitbeatmung*

Jahr	Total-Aufnahmen	Zahl der Beatmungen (gest. —%)	Beatmungstage	Beatmungstage pro Bett/Jahr
1963/64	291	38 (25–65 %)	120	10
1965	464	68 (44–65 %)	374	31
1966 (bis 7. 4.)	580	129 (78–60 %)	997	90

Dauer der Beatmung	Anzahl der Beatmungen	Gestorben
1 Tag	26	18
2 Tage	23	15
3 Tage	17	10
4 Tage	8	4
5–10 Tage	29	19
11–20 Tage	19	9
21–30 Tage	5	2
31–40 Tage	1	1
41–67 Tage	1	—
	129	78 (ca. 60 %)

Bett bereits ein adäquater Anteil von 90 Respiratortagen. Die Mortalität beträgt derzeit ca. 60% und eine Verbesserung der Ergebnisse der maschinellen Dauerbeatmung läßt sich nur durch mühevolle Detailarbeit erzielen.

Um den mannigfaltigen Aufgaben in allen therapeutischen und pflegerischen Erfordernissen gerecht werden zu können, stellt für eine IBSt eine entsprechende qualitative, aber auch quantitative personelle Besetzung eine unumgängliche Voraussetzung dar. Diese muß vor Inbetriebnahme einer solchen Station bindend sichergestellt werden!

In Tab 6 ist der Personalstand unserer 11 bettigen IBSt vom gemischten Typ mit Hämodialyse mit dem sich daraus ergebenden sinnvollsten Dienstschema dargestellt (Tab. 7).

Tabelle 6. *Personalstand der Intensivstation der I. Chir. Univ.-Klinik Wien*

(1. IV. 1966   11 Betten mit Dialyse)

I.	1 Medizinisch und organisatorisch verantwortlicher Leiter		
II.	4 Dienstärzte (3 Anaesth. – 1 Chirurg)		
III.	1 Laborantin		
IV.	1 Stationsschwester	2	
V.	1 stellvertretende Stationsschwester		
VI.	10 Vollschwestern (Diplom)		*16 Schwestern*
VII.	3 Lernschwestern	14	
VIII.	1 Hilfsschwester		
IX.	2 Pfleger		
X.	1 Physik. Therap.		
XI.	1 Bedienerin		
XII.	1 Dialyseschwester Urol. Klinik		*1 Dialyse-Schwester*
XIII.	1 Dialyselaborantin Urol. Klinik		
XIV.	2 Dialyseärzte der Urol. Klinik		

Tabelle 7

Vormittag	Nachmittag	Nacht
1–2 Dienstärzte		1 Dienstarzt
1 Stat.Schwester		1 Vollschwester
1 Stat.Schwester Stellv.		1 Lernschwester
2 Vollschwestern		1 Hilfsschwester
1 Lernschwester		oder
1 Pfleger		1 Pfleger
1 Laborantin	16 h	auch bei Bedarf
1 Bedienerin		
1 Physik. Gymnast.		

Dialyseteam der *Urologischen* Univ.-Klinik

Der anzustrebende und geforderte Personalstand (VAN BERGEN; SAKLAD; BATES u. a.) von 28 Schwestern und 2 bis 3 Laborantinnen ist noch nicht erreicht. Das angeführte Dienstschema (Tab. 7) deutet unter

Hinweis auf die Tab. 2, 3, 4 und 5 darauf hin, daß zwar nicht die notwendige quantitative Besetzung sichergestellt ist, wohl aber die qualitativen Anforderungen erfüllt werden konnten und vor allem die ideellen Voraussetzungen von seiten des Personals mehr als gegeben erscheinen. Auf diesen Gesichtspunkt sollte man vor allem bei der Neuerrichtung der IBSt besonderes Augenmerk legen!

Zusammenfassend darf festgestellt werden, daß sich die Errichtung einer IBSt als sehr wertvoll erwiesen hat und daß dieser Station wesentliche Bedeutung, sowohl im Hinblick auf intensive Therapie verschiedenster Erkrankungen als auch hinsichtlich des Unterrichtes für Ärzte und Pflegepersonal zukommt.

Literatur

BATES, D. V.: Anesthesiology **25**, 193 (1964).

KUCHER, R.: Österr. Chir. u. Traumatol. Kongr. Wien, Juli 1965. Klin. Medizin (im Druck).

— Wien. klin. Wschr. **77**, 969 (1965).

—, O. MAYRHOFER u. K. STEINBEREITHNER: European Trends in Anesthesiology (im Druck).

— u. K. STEINBEREITHNER: Anaesthesiology and Resuscitation, Springer-Verlag Berlin-Heidelberg-New York (im Druck).

SAKLAD, M.: Anesthesiology **25**, 193 (1964).

Schwesternprobleme
auf der Intensivbehandlungsstation

Von **G. Hossli**

Aus dem Institut für Anästhesiologie der Universitätskliniken des Kantonsspitals Zürich (Direktor: Prof. Dr. G. HOSSLI)

Bekanntlich konnte vor allem in den letzten Jahren die auch von Anästhesisten schon längst vorgeschlagene Zusammenfassung von Kranken, die einer ständigen und intensiven Betreuung bedürfen, vielerorts verwirklicht werden; sie hat sich wohl meist auch bewährt. Außer den besseren ärztlichen Überwachungsmöglichkeiten sind es nicht zuletzt die *pflegerischen Probleme gewesen*, die zu der im zeitgemäßen Krankenhauswesen allgemein als rationell angesehenen Lösung der *Intensivbehandlungsstation* führten, auf welcher – etwa in konsequenter Weiterverfolgung der Idee des früheren postoperativen Wachsaales – nun Patienten mit einem medizinisch viel weiteren Spektrum von verschiedenartigsten Grundkrankheiten liegen. Damit sind aber zwangsläufig die Aufgaben, die sich den dort tätigen Schwestern stellen, wesentlich vielseitiger geworden, als sie noch für die Chirurgieschwestern – ich möchte fast sagen „alter Prägung" – waren. Es sei mir gestattet, diese kurz in Erinnerung zu rufen, wobei an dieser Stelle festzuhalten ist, daß m. E. *zweckdienliche Organisation und Aufbau einer Intensivbehandlungsstation* auch in personeller Hinsicht ebenfalls in den Aufgabenkreis des verantwortlichen Leiters gehören und somit eine *primär ärztliche Aufgabe* sind.

Man kann die medizinische *Arbeit der Intensivbehandlungsschwestern* etwa wie folgt einteilen:

a) *Allgemeines*

Beobachtung, evtl. Messung, Protokoll von:

– *Allgemeinzustand*, Bewußtsein, Aussehen

– *Atmung*

– *Kreislauf*
  – Puls
  – Blutdruck: arteriell (systolisch, diastolisch, auskultatorisch, evtl. palpatorisch) und venös
  – (EKG: Rhythmusstörungen)

– *Temperatur*
  (axillär, rectal, oesophageal)

} evtl. apparative kontinuierliche oder intermittierende Messung und Registrierung (inkl. Kenntnisse über Bedienung, Pflege und einfachste Behebung von Störungen der Apparate)

– *Flüssigkeitskontrolle*
  – Verluste (Wundgebiet, Magendarmtrakt, Urin)
  – Zufuhr (Infusion, oral [direkt/Sonde])

} Aufstellen der *Flüssigkeits-Bilanz*

b) *Besondere therapeutische Maßnahmen*, inkl. *Protokoll*

– *Medikamenten-Verabreichung*, z. B. (präzise Einhaltung der verordneten *Mengen* und der Applikations*zeiten*)	– Analgetika/Sedativa – Cardiotonika – Vasokonstringentien/-dilatatoren – Antibiotika – Relaxantien

– Geräte und Technik der *Dauerbeatmung* (inkl. Notbeatmung)
– Betreuung von *Intubierten/Tracheotomierten*:
    – Lage- und Dichtigkeitskontrolle von Tubus und Kanüle
    – (gezieltes) Absaugen
    – Instillation von Sekretolytika
– *Sauerstoffinhalation/Atemluft-Befeuchtung*
– künstliche *Hypothermie* (physikalisch, d. h. mit Eisbeuteln, evtl. Kühlgeräten, und medikamentös)
– *Wundsekret-Drainage*: Absauge- und Spüldrains
– *Verbandwechsel*
– *Dekubitusprophylaxe*

c) *Akut lebensbedrohliche Zustände*

– *Verhütung*
– *Erkennung*
– *erste Behandlung*
– *Alarmierungs-Schema*
– Geräte-
  Instrumenten-
  Medikamenten-
  Bereitstellung
– *Mithilfe*
	von/bei	*Atemstörungen*:
		– *Verlegung* der Atemwege, z. B. Sekret/Lage (Bewußtlose)
		– „chron." *Ateminsuffizienz*, z. B. postoperativ, zentral
		– akute *Apnoe*
		Kreislaufstörungen:
		– *Schock*, „Prae"schock
		– akuter *Kreislaufstillstand*

d) *Diagnostische Maßnahmen*

– *Organisation* – *Mithilfe* – *Durchführung*	von/bei	– *Blut-/Sekretentnahmen* für Laboruntersuchungen – *Röntgen*aufnahmen

e) „*Aktionen von außen*" durch z. B.

– Chirurg/Otolog/Op.Schwester
– Anästhesist/An.Schwester
– Physiotherapeutin

– Organisatorische und Geräte-*Vorbereitung* – *Mithilfe*	von/bei	– *Herzwiederbelebung* (externe Herzmassage, Defibrillation, Medikamenteninjektion, Not-Thorakotomie, usw.) – *Intubation, Bronchoskopie* – *Tracheotomie* – *Venenfreilegung* – *Punktionen/Drainwechsel* – *Physiotherapie*

Im Grunde genommen handelt es sich also ausnahmslos um Aufgaben, die als Themen in die *Basisausbildung jeder Krankenschwester* überhaupt hineingehören. Vielfache Beobachtungen zeigen aber, daß es keineswegs angängig wäre, beispielsweise den neu-diplomierten Schwestern die Intensivbehandlung anzuvertrauen. Neben Intelligenz, Interesse und Ausdauer befähigt erst eine längere Erfahrung in allgemeiner Krankenpflege zu dieser verantwortungsvollen Spezialtätigkeit, die in jeder Beziehung hohe Anforderungen stellt. Noch besser ist es jedoch, die *Intensivbehandlungsschwestern* auf ihren Einsatz hin *besonders zu schulen*, da viele der in Frage kommenden Maßnahmen bei den Patienten solcher Stationen eine ganz andere Dignität haben, als bei den meisten anderen Kranken. So ist beispielsweise die Verhütung, augenblickliche Erkennung und erste Behandlung akut lebensbedrohlicher Zustände auf der Intensivbehandlungsstation ein kontinuierlicher Vorgang von allergrößter Wichtigkeit. Es ist deshalb gegeben, daß dieses Stoffgebiet in der theoretischen und praktischen Sonderschulung *des neuen Standes der Intensivbehandlungsschwestern* voran gestellt wird und einen breiten Raum einnimmt. Naturgemäß wird dieser Abschnitt des Unterrichtes vor allem vom Anästhesisten erteilt.

Da nun andererseits auch im direkten Zusammenhang mit chirurgischen Eingriffen bei der Verhütung und ersten Behandlung gerade von lebensbedrohlichen Zwischenfällen die Mitarbeit der *Anästhesieschwestern und der Operationsschwestern* von entscheidender Bedeutung ist, muß bei diesen Spezialschwestern in der Schulung das Schwergewicht ebenfalls auf den lebensrettenden Sofortmaßnahmen liegen. Eine *Zusammenlegung des Unterrichtes* in den Themen der Anatomie, Physiologie und Pathophysiologie von Atmung und Kreislauf, soweit sie für das Verständnis der *Wiederbelebung im weitesten Sinne* nötig sind, und die Vermittlung der praktischen Kenntnisse auf diesem Gebiet *für die drei Spezialschwestern-Typen „Intensivbehandlungs-Schwester", „Operations-Schwester" und „Anästhesie-Schwester"* ist deshalb zweckmäßig. Alle drei sind unentbehrliche Helferinnen des Chirurgen und des Anästhesisten bei der Anwendung der modernen Behandlungs-, Operations- und Anästhesieverfahren. Es sollte der Versuch gemacht werden, diese Schwestern an großen Krankenhäusern gemeinsam in zwei- bis dreijährigen Lehrgängen für ihre vielseitige Tätigkeit gründlich zu schulen. Diese qualifizierten Spezialistinnen unter den Schwestern könnten dann ohne weiteres und je nach Bedarf auf einem dieser drei Gebiete arbeiten. Eine derartige zusätzliche Ausbildung würde nicht nur eine wertvolle Bereicherung der Kenntnisse und Fähigkeiten dieser Schwestern mit sich bringen, sondern auch einen rationelleren Einsatz an größeren wie besonders auch an kleineren Spitälern ermöglichen. Sie würde sich somit in jedem Fall zum Wohl des Patienten auswirken.

An den *Züricher Universitätskliniken* wurde als erster Schritt in dieser Richtung in den letzten drei Jahren je ein gemeinsamer Theoriekurs von

32 Stunden über akute Atem- und Kreislaufstörungen für Intensivbehand-
lungs- und Anästhesielernschwestern erteilt, der jeweils mit einer Schluß-
prüfung abschloß. Im vergangenen Winter absolvierten beispielsweise
53 Schwestern und Pfleger der operativen Kliniken und der medizinischen
Klinik des Kantonsspitals sowie von einigen Krankenhäusern aus der Nähe
und drei Instruktoren des Städtischen Sanitätskorps (Kranken- und Ver-
unfallten-Transportdienst) diesen Kurs. Für die als Anästhesielernschwestern
in Ausbildung stehenden diplomierten Krankenschwestern schließt sich
ein 20 stündiger zweiter Teil an; sie werden außerdem in einem zweijährigen
Praktikum, in welchem sie u. a. auch einen Aufenthalt auf der Intensivbehandlungsstation durchlaufen, auf ihre spätere Tätigkeit als Helferinnen
des Anästhesisten geschult.

Der *Bedarf an Intensivbehandlungsschwestern* wird naturgemäß je nach der
Aufgabe der Station örtlich verschieden sein und zudem nach der augen-
blicklichen Belegung schwanken. Im allgemeinen werden wohl für je etwa
vier derartige Patienten minimal die ständige Anwesenheit einer Spezialschwester mit den geschilderten fachlichen Qualitäten benötigt, der zur

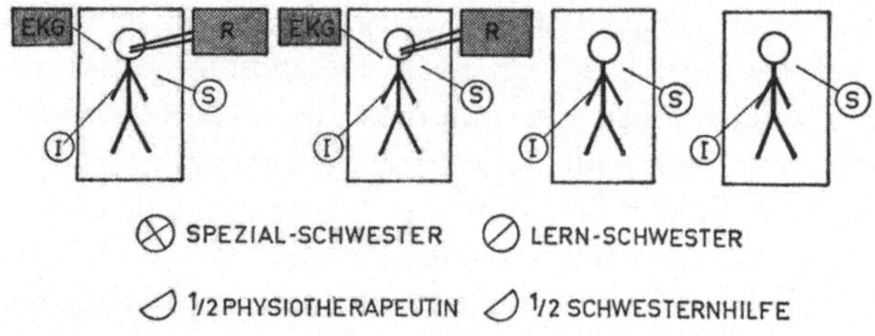

Abb. 1: *Mindestbedarf an Intensivbehandlungs-Schwestern.* Für je 4 Patienten mit Infusionen (I)
Saugdrainagen (S) und 2 davon unter Dauerbeatmung (R) und ununterbrochener Kreislaufkontrolle (EKG, usw.): ständige Anwesenheit einer ausgebildeten Spezialschwester
und einer in dieser Spezialausbildung stehenden diplomierten Krankenschwester. Dazu
wird ungefähr die halbe Arbeitskraft einer Physiotherapeutin und einer Schwesternhilfe
benötigt. In der Nacht können die Schwestern etwa die doppelte Anzahl von Patienten
betreuen.

Hilfe eine in der Spezialausbildung stehende diplomierte Krankenschwester
beigegeben werden muß (Abb. 1). Nachts darf sich die gleichzeitige pflegerische Betreuung, durch diese Schwestern vielleicht auf doppelt so viele
Kranke erstrecken, so daß – unter Einschluß der Freizeit-Ablösungen –
gesamthaft für je vier Patienten etwa mit drei ausgebildeten Intensivbehandlungsschwestern und drei Intensivbehandlungslernschwestern zu
rechnen ist. Je acht Patienten benötigen zudem eine Physiotherapeutin und
eine sog. Schwesternhilfe.
Zusammenfassend würde die Forderung also lauten:

Schaffung eines *neuen Spezialschwestern-Standes der Intensivbehandlungsschwestern* (ähnlich demjenigen der Anästhesie- und der Operations-

schwestern) als Helferin des Chirurgen und des Anästhesisten mit *zwei-jähriger praktischer Spezialausbildung auf der Intensivbehandlungsstation, Theorie-kurs und Examen.*

Zuteilung von gesamthaft *drei solchen ausgebildeten Schwestern* und *drei in der Lehre* dieser Spezialausbildung stehenden Schwestern für *je 4 Intensiv-behandlungspatienten.*

Bei der *Planung* solcher Zentren wird oft die verhältnismäßig große Zahl von derartigen Spezialschwestern zum Betrieb einer Intensivbehandlungs-station nicht genügend in Rechnung gesetzt. Die Behörden und die ver-antwortlichen Ärzte mögen sich jedoch darüber klar sein, daß hier wie anderswo im Krankenhauswesen die Bereitstellung von Raum und Material stets wesentlich geringere Probleme stellt als die Beschaffung und Schulung von geeignetem Personal, und daß es infolgedessen für diese Instanzen eine Aufgabe von größter praktischer Bedeutung ist, sich rechtzeitig dem Studium auch dieser Fragen zu widmen.

Zur Ausbildung der Schwestern auf Intensivpflegestationen

Von **P. Lawin**

Aus der Anaesthesieabteilung (Chefarzt: Dr. P. LAWIN)
des Allgemeinen Krankenhauses Hamburg-Altona

Pflege durch Schwestern – Sitzwache mit Ärzten – individuelles Monitoring – zentrale Überwachungsanlagen – so gab es in den letzten Jahren immer neue Möglichkeiten und Verbesserungen. Waren es wirklich echte Verbesserungen? Wie sieht heute die Praxis aus?

Es scheint, die Entwicklung läuft heute wieder rückläufig. Es wird bereits zwischen möglichen und notwendigem individuellen Monitoring unterschieden und wir haben die Erfahrung gemacht, daß der Griff zum Puls von einer erfahrenen Schwester durch keine Elektronik ersetzt werden kann. Also – halten wir uns an die Schwestern! Und jetzt beginnt die Problematik: Wir müssen viel von ihnen verlangen und stellen fest, daß wir nichts erwarten und nichts voraussetzen dürfen. Die Erfahrung, die man sich nur in Jahren der Arbeit auf Intensivpflegestationen erwerben kann, ist aber Voraussetzung für die dortige Tätigkeit. Wir erwarten theoretische Kenntnisse, ohne die das Gespräch Arzt–Schwester hier nicht möglich ist, finden aber bei einer jungen, gerade examinierten Schwester außer Interesse und der notwendigen Bereitschaft meist nur staunende Augen. Bei den älteren und auf Allgemeinstationen tätig gewesenen Schwestern Unverständnis für unsere Anordnungen – häufig nur ein Lächeln. Blutgasanalysen, Venendruckmessungen, stündliche Urinkontrollen – nun, früher ging das auch ohne diese Überwachung.

Lassen Sie mich die Polemik noch etwas deutlicher machen: Der Ausbildungsgang unserer Schwesternschülerinnen ist weit hinter den Anforderungen der modernen Medizin zurück. Die älteren dagegen sind an Fortbildung selten interessiert, Vorträge werden nur besucht, wenn die Teilnahme zur Pflicht gemacht wird, Fachzeitschriften werden kaum gelesen. Die bisherige Ausbildung von Schwestern in Deutschland wurde den Anforderungen, die im Rahmen einer Tätigkeit auf Intensivpflegestationen notwendig sind, in keiner Weise gerecht, da sie in der Regel den *pflegerischen* Sektor einseitig betont. Im heute gültigen Image dominieren noch überholte Vorstellungen der Krankenpflege. Bemühungen, befähigten Nachwuchs heranzubilden, scheitern oft an dem Bild der fiebermessenden und bettenmachenden Schwester, das für viele ausbildungsberechtigte Oberschwestern noch Gültigkeit hat. Nach der Neufassung des Krankenpflegegesetzes vom 20. September 1965 soll – nachdem eine Schwesternvorschule absolviert wurde – die Ausbildung zur Krankenschwester mit Wirkung vom 1. Oktober 1965 in dreijährigen Ausbildungslehrgängen erfolgen und sowohl theoretischen Unterricht als auch praktische Ausbildung umfassen. Der theoretische Unterricht soll mindestens in 1200 Unterrichtsstunden erteilt werden. Da der Bundesminister für das Gesundheitswesen

Tabelle 1. *Tätigkeitsmerkmale im 2. Ausbildungsjahr der Lernschwestern*

u. a.:
Pflege Frischoperierter und Schwerkranker
Überwachen von Ein- und Ausfuhr, Messen des Urins,
    Bestimmen des spez. Gewichtes
Blutdruckmessen und Überwachen des Kreislaufes
Vorbereitung von Infusionen und Transfusionen
Vorbereitung und Hilfe bei versch. Punktionen
Vorbereitung und Hilfe bei der Bronchoskopie
Vorbereitung und Hilfe im EKG
Führen von Krankenkurven und Protokollen

Tätigkeitsmerkmale im 3. Ausbildungsjahr der Lernschwestern

u. a.:
Pflege bedrohlich Kranker,
    z. B. Herzinfarkte, Vergiftungen, bei denen Kreislauf und Atmung zu
    kontrollieren sind, z. B. in der Intensivpflege-Station –
Hilfeleistung bei Beatmung und Absaugungen
Vorbereitung zu Operationen und Narkose – Richten des Bettes –
    Abholen aus dem Op.-Saal
    „Narkose-Wache"
(Auszug der für die Intensivpflege wichtigen Tätigkeitsmerkmale aus den Richtlinien für die Ausbildung von Lernschwestern, Gesundheitsbehörde Hamburg)

bisher durch Rechtsverordnung Näheres über die Ausbildung und Prüfung der Krankenpflege nicht geregelt hat, wurde im Bereich der Gesundheitsbehörde Hamburg ein Ausbildungsplan entwickelt, der als Rahmenlehrplan anzusehen ist und in allen Krankenpflegeschulen der Ausbildung zugrundegelegt worden ist. Hier endlich sind moderne Gesichtspunkte berücksichtigt worden. Inzwischen ist vom Bundesministerium für das Gesundheitswesen auch ein Entwurf erstellt worden. So sieht der Ausbildungsplan für den Einsatz der Lernschwestern auf den Krankenpflegestationen im 2. und 3. Ausbildungsjahr u. a. folgende, hier interessierende Tätigkeitsmerkmale vor (Tab. 1). Da die Verteilung der Lernschwestern auf die Krankenpflegestationen bisher keineswegs immer nach den Gesichtspunkten der möglichst günstigen Ausbildung, sondern oft nach dem Mangel an Arbeitskräften auf den verschiedenen Stationen erfolgte, ist unter Berücksichtigung der Erhöhung des Ausbildungsniveaus durch das Änderungsgesetz zum Krankenpflegegesetz jetzt endlich der Zeitpunkt gekommen, hier generell eine Änderung herbeizuführen. Bei dem Einsatz der Krankenschwestern sollte daher in Zukunft der Ausbildungszweck an erster Stelle stehen. Von diesem Ausbildungsplan erhoffen wir uns eine Vertiefung der Ausbildung und Steigerung des *allgemeinen* Niveaus. Trotz dieser Regelung sind wir aber immer noch weit von der Ausbildung der Schwestern in Skandinavien entfernt, wo ja die Möglichkeit besteht, einen zweiten Ausbildungsweg zu beschreiten und eine gehobenere Position mit größerer Verantwortung zu erreichen. Betont werden muß besonders in der Ausbildung der Schwestern auf Intensivpflegestationen die wissenschaftliche Seite der Aufgaben sowohl im medizinisch-technischen Bereich als auch auf pädagogischem und psychologischem Gebiet. Die Einbeziehung der Schwester in das Team, als Mitarbeiterin des Arztes, ist in diesem Arbeitsbereich mehr als anderswo eine Notwendigkeit und stellt zugleich eine letzte Chance dar zur Hebung des Ansehens der Schwester selber wie auch des Berufsprestiges allgemein. Diese Ansichten müssen von uns Ärzten im Unterricht den Schwestern ins Bewußtsein gebracht werden. Die Stellung der Schwester ist stets unterbewertet worden, wie man die des Arztes überbewertet hat, bis wir heute feststellen, daß wir mehr denn je auf ihre Mitarbeit angewiesen sind. Der Einsatz unerfahrener Studenten auf Intensivpflegestationen hat das sehr deutlich gemacht. In dem Bereich dieser Spezialstationen enspricht das Bewertungsmißverständnis – der eine Herr, die andere Dienerin ohne Kopf – nicht mehr der realen Arbeitsteilung. Wir müssen den Mut haben, mit vielen Tabus aufzuräumen, die zwar als lieb gewordene Erinnerung ihren Wert behalten – wie Caritas, selbstloser Einsatz, Dienen und nicht Verdienen usw. –, die sich aber der modernen Berufsentwicklung in verhängnisvoller Weise entgegenstellen. Größere Kenntnisse und Übernahme von Verantwortung als Mitarbeiterin des Arztes sollen die Grundforderungen der Ausbildung sein. Hier liegt gerade der große psychologische Anreiz, dadurch wird es Schwestern geben, die nicht mehr den Komplex des „Dienstmädchens", der „Pflegerin" mit sich herumtragen, und dadurch wird der Schwesternberuf interessanter. Auch wäre es möglich, für solch' eine verantwortungsvolle Position, die längere Ausbildungszeiten erfordert, intelligente Schwestern – evtl. mit Abitur – zu begeistern. Dieses Ziel steht uns vor Augen.

Im Bereich der Gesundheitsbehörde Hamburg haben wir einen ersten entscheidenden Schritt in dieser Richtung getan: Die Intensivpflegestationen unterstehen den jeweiligen Anaesthesie-Abteilungen. So sind die Anaesthesieschwestern nicht nur als Narkose-Hilfspersonal tätig, sondern auch auf der jeweiligen Intensivpflegestation eingesetzt. Diese Kombination hat besondere Vorteile. Die theoretische Fortbildung der Anaesthesieschwestern erfolgt nach Ablegung des Staatsexamens in einem 6monatigen Kursus mit 26 Doppelstunden. Die praktische Tätigkeit hat während dieser Zeit im Narkose-Vorbereitungsraum und Operationssaal wie auch auf der Intensivpflegestation zu erfolgen. Der Kursus wird mit einem Examen beendet. Die Anforderungen an die theoretischen Kenntnisse sind hoch. Dadurch ist den Schwestern, die sich für diese Ausbildung entschlossen haben, die notwendige theoretische Voraussetzung gegeben, um auf Intensivpflegestationen zu arbeiten. Um ein vorzeitiges Abwandern zu verhüten, müssen sich diese Schwestern verpflichten, mindestens ein Jahr nach Abschluß des Examens auf dieser Abteilung weiter tätig zu sein. Danach sollen die Schwestern die Berechtigung erwerben, nach der Vergütungsgruppe Kr. IV besoldet zu werden, wie es für im OP. tätige Anaesthesieschwestern bereits im BAT festgelegt ist. Es ist aber auch unsere Pflicht, rechtzeitig darauf aufmerksam zu machen, wenn sie für diese Tätigkeit nicht geeignet erscheinen. Die Auslese muß objektiv getroffen werden. Bis die Schwestern nach Erfüllung der Bedingungen in die höhere Vergütungsgruppe kommen, gibt es keine andere Verwendung für sie, denn man wird sie nicht zurückstufen können, wenn sie auf eine Allgemeinstation versetzt werden. Von noch größerer Bedeutung ist jedoch die praktische Ausbildung, die in unseren Händen liegt. Tägliche Belehrung, Besprechung besonderer Vorkommnisse und Fehler, Hinweise auf Neuerungen (Tab. 2), Unterrichtung

Tabelle 2

Neu-Einführung EFFORTIL-DEPOT	

Dieses Medikament ist nur i.m. zu geben.
Die Wirkung soll mehrere Stunden anhalten.
Indikation:
    Hypotone Kreislaufverhältnisse in der postoperativen
    Phase – sofern *kein Volumenmangel* vorliegt.
Es ist streng darauf zu achten, daß EFFORTIL-DEPOT
nur i.m. gespritzt wird. In einer Ampulle EFFORTIL-
DEPOT ist etwa die doppelte wirksame Menge wie im
bisher verwandten EFFORTIL.
	Hier Ampulle
	sichtbar
	aufgeklebt

Datum:	Unterschrift Chefarzt

über Indikationen und Anwendung neuerer Medikamente kann nicht oft genug erfolgen. Von größter Wichtigkeit erscheint uns jedoch, daß die Schwester die Nuancen eines Krankheitsablaufes begreift, und daß hierfür ihr Instinkt entwickelt wird. Auf unserer Abteilung haben wir gute Er-

fahrung mit der Regelung gesammelt, daß den jeweils arbeitenden Voll-
schwestern bestimmte, meist zwei bis drei Patienten anvertraut werden. Nur
so werden die Schwestern den Krankheitsablauf intensiver verfolgen und
klinische Erfahrungen sammeln können. Bei den Visiten werden diese

Tabelle 3. *Themen der Fortbildungsabende*
für Schwestern der Intensivpflegestation der Anaesthesie-Abteilung
Allg. Krankenhaus Altona in Hamburg

Parenterale Ernährung
  Indikation, theor. Grundlagen, Durchführung, Überwachung de
  Tropfgeschwindigkeit

Kreislaufüberwachung
  Blutdruckmessung, (auch apparative),
  Venendruckmessung
  Monitoring

Schockbehandlung
  Indikation und Wirkungsweise von
    Dextran
    niedermol. Dextran
    Mannitol
    THAM
    Na-Bikarbonat

Nutzen und Gefahren der Magensonde
  beim blutenden Magen
  nach Operationen am Magen-Darm-Trakt
  zur Sondenernährung
  Die Sengstaken-Blakemore-Sonde

Tracheotomie und Nachsorge
  sterile Absaugung, Anfeuchtung und Vernebelung,

Inhalationstherapie
  theoret. Grundlagen, Störungen der Lungenfunktion,
  Medikamente, Totraum-Atmung nach O. Giebel,
  assistierte Beatmung, Training an versch. Respiratoren

Pneu, Erguß, Hämatothorax, Atelektase
  Punktion, Bülau-Drainage (Thoraxdrainage mit elektrischer Pumpe,
  mit Wasserstrahlpumpe, mit zentralem Vakuum),
  Bronchoskopische Absaugung

Venae sectio, Cava-Katheter – und Nachsorge

Lagerung des Patienten bei verschiedenen Krankheitsbildern

Der bewußtlose Patient
  Pflege, Überwachung, Ernährung

Der querschnittsgelähmte Patient
  Pflege, Überwachung, Lagerung (Antidecubitusmatratze,
  Schaumgummiquader nach Guttmann)
  Spinaler Schock

Das 24-Stunden-Protokoll

Schwestern dann auch einen detaillierten Bericht über ihre Patienten geben können. Die anfallenden Arbeiten spontan anzuordnen, führt zu Verwirrung und mangelndem Verantwortungsbewußtsein. Dann kommt es vor, daß die eine Schwester den Einlauf gemacht hat und die nächste erst Auskunft geben kann über die Temperatur des Patienten, die dritte nur über etwaige Schwierigkeiten bei der Beatmung. Regelmäßige Kontrollen von: Kreislaufgrößen und Urinausscheidung, Atmung, evtl. Bewußtseinslage, Tropfgeschwindigkeit und exakter intravenöser Einfluß der Infusion, regelmäßige Absaugung durch die Magensonde, Prüfung der Thoraxdrainage etc. sind durchzuführen und auf dem 24-Stunden-Protokoll zu vermerken. Im 3 mal 8-Stunden-Schichtdienst müssen die Patienten der nächsten Schwester mit exaktem Bericht übergeben werden. Nicht oft genug ist der Hinweis am Platze, daß die intensive Pflege und Therapie für den Patienten auch eine intensive psychische Belastung darstellt. Daran sollten auch die Schwestern denken, wenn wir sie zu funktionellem Denken erziehen, wenn Zahlen-Laborwerte, elektronische Übermittlungen, mmHg, pH, Sauerstoffsättigung und ml/Angaben unsere Wegweiser sind. Die theoretische Weiterbildung findet in alle 4 Wochen stattfindenden Unterrichtsstunden auf der eigenen Abteilung statt. In Fortbildungsabenden der letzten Wochen wurden folgende Themen besprochen (Tab. 3).

Besondere Zeitschriftenpublikationen sollten auch von den Schwestern gelesen und referiert werden. Im Rahmen der Fortbildungsabende findet ein Training mit den komplizierten Apparaten statt, wie Monitore, EKG-Direktschreiber, Defibrillator und Schrittmacher, Engström-Respirator, Bird-Respirator, Draeger-Assistor, Unterkühlungszelt usw. Auch werden Notoperationen, wie Tracheotomie und Thorakotomie, Venaesectio, Cavakatheter, Bülau-Drainagen, Pleurapunktion usw. geübt. Dieses Training haben die Schwestern als „Trockenkursus" bezeichnet. Nur wenn die Wartung der Geräte und regelmäßige Sterilisation der Instrumente sowie die Fähigkeiten der Schwestern garantiert sind, wird im Ernstfall lautlos, sicher und schnell der Einsatz am Patienten vor sich gehen können.

Der allgemeine Ausbildungsstand der Schwestern in Deutschland entspricht nicht den Anforderungen der modernen Medizin. Ihn zu heben und Schwestern auszubilden, die auch den Aufgaben einer modernen Intensivpflege-Station gerecht werden, kann nur gelingen durch ärztliche Initiative und persönliches Engagement, regelmäßige Fortbildungskurse und tägliche Erklärungen bei Visiten.

Literatur

1. Ausbildungsplan für Schwestern der Gesundheitsbehörde der Freien und Hansestadt Hamburg.
2. RUHLAND, H., „Die Schwester", 5 18, (1966).

Probleme bei der Patientenüberwachung durch Geräte

Von **H. Oehmig**

Aus dem Anaesthesie-Zentrum (Leiter: Prof. Dr. H. OEHMIG)
der Universitäts-Kliniken Marburg/Lahn

Vor drei Jahren hat der damalige Präsident Prof. DERRA in seiner Eröffnungsanaprache unter anderem etwa sinngemäß folgendes ausgeführt: „... der schwerkranke Patient wünscht keine „elektronische Krankenschwester", er möchte der persönlichen Hilfe einer Pflegeperson nicht entraten, er möchte eine Krankenschwester aus Fleisch und Blut"!

Diese Bemerkung können wir nur aus vollem Herzen unterschreiben und unterstützen.

Leider hat jedoch eine Krankenschwester, die auf einer intensiven Pflegestation oder auf einer Wachstation Dienst tut, im allgemeinen gar nicht die Zeit, sich pflegerisch oder auch menschlich um den Patienten so zu kümmern, wie dieser es verdient. Sie wird durch Routinearbeit davon abgehalten. In den nun folgenden Ausführungen zu meinem Thema darf ich versuchen Anregungen zu geben, wie man hochqualifizierte Krankenschwestern durch die Technik, und ihre heute bereits vorhandenen Möglichkeiten, derart entlasten kann, daß sie sich tatsächlich um das Wohl des einzelnen Schwerkranken intensiv und individuell bemühen kann. Vor allem müssen wir bei diesen Versuchen danach streben, uns nicht von der Technik „unterkriegen zu lassen". Wir müssen vielmehr versuchen, uns die Technik untertan zu machen und uns ihrer als zeit- und kräftesparenden Hilfsmittels bedienen.

Stellen wir uns zunächst die Frage: welche Größen sollen bei einem schwerkranken, intensiv zu behandelnden Menschen beobachtet, überwacht oder gar registriert werden?

Die alte Fieberkurve benutzt – wie schon der Name sagt – den Verlauf der Temperatur als Kontrollgröße. Deneben wird als zweite veränderliche Größe die Pulsfrequenz dargestellt. Das Verhalten von Temperatur und Pulsfrequenz gab schon seit langem einen Überblick über den Krankheitsverlauf eines Patienten.

Zur Beurteilung des Kreislaufs sollte jedoch auch noch der Blutdruck erfaßt werden, wobei das Verhalten der Amplitude zwischen systolischem-

und diastolischem Wert und deren Verlauf zur Pulsfrequenz wiederum Informationen über die Kreislaufsituation zu geben vermag. Allerdings darf man die Blutdruckmessung *allein* auch wiederum nicht überbewerten! Die Messung der *Durchblutung* der Gewebe, und hier wiederum der lebenswichtigen Organe, wäre ein viel wertvollerer Parameter des Gesamtkreislaufs. Leider ist jedoch diese Größe bei dem derzeitigen Stand der Meßtechnik noch nicht einfach und zuverlässig zu bestimmen. Wir müssen daher auf diese Größe einstweilen noch verzichten.

Schließlich können Frequenz und Typ der Spontanatmung Rückschlüsse auf den Zustand des Patienten erlauben.

Bei diesen genannten vier biologischen Größen handelt es sich um die bekannten Daten, wie sie schon immer postoperativ oder bei schweren Erkrankungen beobachtet oder aufgeschrieben wurden. Weitere Phänomene wie das EKG, das EEG, der Kohlensäure- und Sauerstoffgehalt der Atemluft, der pO_2, pCO_2 und pH u.a.m. sind nur in besonderen Fällen und gelegentlich zu bestimmende Größen.

Wenden wir uns nun den einzelnen Meßmethoden zu:

Meßmethoden

1. Temperatur

Temperaturmessungen sind im allgemeinen unproblematisch. Es bieten sich drei verschiedene Methoden an: Temperaturmessung mit Widerstandsthermometern, mit Thermoelementen oder mit Thermistoren und anderen Halbleitern. Jede dieser drei Methoden hat ihre Vor- und Nachteile. So sind Widerstandsthermometer robust im Aufbau, gut eichfähig; die gut reproduzierbaren Meßwerte lassen sich auch über längere Leitungen übertragen. Da sich diese Meßfühler nicht beliebig klein bauen lassen erscheint ihre Anwendung gelegentlich eingeschränkt. Der zu ihrem Betrieb erforderliche meßtechnische Aufwand ist relativ gering: es genügt als Anzeigegerät oder Schreiber ein Brücken-Kreuzspulinstrument oder ein Galvanometer mit vorgeschalteter Brücke.

Thermoelemente lassen sich dagegen sehr klein, praktisch punktförmig ausbilden (Thermofühler in Nadelform), die abgegebenen elektrischen Potentiale sind jedoch sehr gering, weswegen der nachgeschaltete Schreiber eine hohe Eingangsempfindlichkeit besitzen muß.

Halbleiterwiderstände, Thermistoren und dergleichen liefern zwar ein hohes Nutzsignal, ihre Charakteristik ist jedoch nicht geradlinig. Dies kann unter Umständen zu Schwierigkeiten beim Austausch von Fühlern führen. In neuerer Zeit scheint es jedoch gelungen zu sein, Thermofühler in Halbleiterausführung so zuverlässig herzustellen, daß auch bei diesem Typ ein Austausch ohne Umeichung der Skala möglich ist.

Der Ort der Temperaturmessung kann frei gewählt werden. Bei bewußtlosen Patienten wird man die rectale Dauermessung vorziehen. Bei nicht bewußtlosen Patienten wird manchmal der, wenn auch kleine, Thermofühler als störend empfunden. Ein Ankleben der Sonde in der Achselhöhle oder der Leistenbeuge mit darübergelegtem kleinem Wattepolster, hilft dieses Problem zu umgehen.

2. Pulsfrequenz

Die Abnahme der Pulsfrequenz kann auf verschiedene Art geschehen:
1. Aus der EKG-Kurve. Entweder wird hierbei der zeitliche Abstand der R-Zacken voneinander bestimmt, oder aber die R-Zacken werden elektrisch in Rechteck-Impulse umgeformt, die ihrerseits über die Zeit integriert werden.
2. Aus der Puls-Kurve. Sie kann mit Hilfe eines taktilen Pulsabnehmers von einer gut erreichbaren pulsierenden Arterie gewonnen werden. Auch der Kapillarpuls läßt sich dafür heranziehen: ein photoelektrischer Pulsabnehmer nach der Reflexions- oder Transmissionsmethode liefert das erforderliche Signal, das dann ebenfalls umgeformt und integriert wird. Betrachtet man sich das unveränderte Signal, also die Pulswelle, auf einem Oszilloscop, so kann man aus deren Veränderung bereits auf den Kreislaufzustand schließen. Taktile und photoelektrische Pulsabnehmer sind jedoch reichlich empfindlich gegenüber mechanischen Bewegungen, z. B. bei unruhigen Patienten.

3. Blutdruckmessung

Die Messung des Blutdruckes stellt nach wie vor ein Problem dar. Zunächst bieten sich zwei unterschiedliche Methoden an: die direkte blutige Methode und die unblutige indirekte Methode. Von der ersteren wird man nur dann Gebrauch machen, wenn aus verschiedenen Gründen (z. B. ausgedehnte Verbrennungen, Gipsverbände u. dgl.) eine indirekte Blutdruckmessung nach Riva-Rocci unmöglich ist. Die Punktion einer größeren Arterie ist dann erforderlich, die jedoch nach oberflächlicher Freilegung unter Sicht mit Einführen eines Plastikkatheters im allgemeinen nicht allzu schwierig ist. Meist wird man sich jedoch der unblutigen Methode zuwenden wollen.

Die übliche Messung mit Manschette und Stethoskop ist an sich schon problematisch. Deshalb ist es verständlich, daß alle automatischen Methoden, die auf der Methode nach Riva-Rocci beruhen, ähnliche Schwierigkeiten in sich schließen. Sie alle benutzen das Auftreten und Verschwinden des Korotkowschen Arterien-Öffnungsgeräusches als Kriterium. Es sind also akustische Methoden mit allen ihnen innewohnenden Fehlermöglichkeiten. Immerhin sind verschiedene Blutdruckmeßgeräte auf dem Markt, die nach dieser Methode einigermaßen zufriedenstellende Werte liefern. Auch sie sind empfindlich gegen Bewegungen und mechanische Irritationen während des eigentlichen Meßvorganges. Dieser erfolgt nur intermittierend in vorher einstellbaren Zeitabständen. Eine kontinuierliche unblutige Messung mit Angabe des systolischen und diastolischen Wertes besteht meines Wissens bis heute noch nicht.

Eine andere Methode bedient sich des Laufzeiteffektes der Pulswelle unter einer Mehrfach-Manschette, wobei die damit gefundenen Blutdruckwerte sehr gut mit denen mit konventionellen Methoden erhaltenen übereinstimmen. Dieses Verfahren, das sich der Laufzeitdifferenz als Kriterium bedient, zeichnet sich vor allem durch den einen Vorteil aus, ohne ein akustisch empfindliches Mikrophon auszukommen.

Beide Arten von indirekter unblutiger Blutdruckmessung lassen Meßwertübertragungen über größere Entfernungen zu.

4. Die Beobachtung der Spontanatmung ist häufig von ausschlaggebender Bedeutung für den Verlauf der Erkrankung. Bei der Diskussion, welcher Art der Fernüberwachung der Atmung der Vorzug zu geben ist, muß man sich vor allem darüber im klaren sein, daß nicht nur allein die Atemfrequenz, sondern auch der Atemtyp von Bedeutung sein kann. Man sollte daher auch versuchen, die Form der Atemkurve wenigstens in Annäherung zur Darstellung zu bringen (z. B. ruhige, sinus-ähnliche Spontanatmung, Schnappatmung, Cheyne-Stokesche-Atmung oder gar Atemstillstand). Als Konsequenz dieser Forderung ergibt sich, daß als Geber für die Atemsignale Schwarz-weiß-Schaltungen (einfache Ein-Aus-Schalter) nicht genügen. Vielmehr sollten „quasi-qualitative" Geber wie z. B. Thermistoren im Luftstrom der Atmung, CO_2 Detektoren bei intubierten oder tracheotomierten Patienten, Dehnungsrezeptoren am Thorax (z. B. Boucke-Brecht Pulsabnehmer u. a.) benutzt werden. Die Darstellung der Atmung sollte sich daher aus den oben genannten Gründen nicht nur auf die Schreibung der Atemfrequenz-Kurve beschränken, vielmehr sollte auf einem kleinen separaten Sichtgerät (ein Schirmdurchmesser von 7 cm genügt vollkommen) mit einer langsamen Zeitablenkung die Atemform als Kurve geschrieben werden können. Bei Bedarf sollte dann diese Kurve auch auf einem Schnellschreiber mit langsamen Papiervorschub zu fixieren sein.

Die Registrierung oder Beobachtung des Elektrokardiogramms oder Encephalogramms gelingt unschwer mit üblichen Geräten (EKG-Schreiber im Zusammenhang mit Kathodenstrahl-Sichtgerät).

Müssen Patienten über längere Zeit beatmet werden, so ist die Überwachung des CO_2-Gehaltes der Atemgase sowie die Bestimmung des Sauerstoffgehaltes von großem Nutzen. Geeignete, präzise Analysatoren sind auf dem Markt erhältlich.

Die Bestimmung von CO_2, O_2 und pH im *Blut* können ebenfalls mit gut arbeitenden Mikro-Methoden erfolgen. Jedoch handelt es sich bei diesen Geräten bereits um ausgesprochene Laborgeräte, die allerdings unmittelbar *am* Krankenbett eingesetzt werden können. Für die fortlaufende Überwachung und Registrierung eignen sie sich dagegen noch nicht.

Neben all den beschriebenen modernen Meßmethoden sollte man sich jedoch auch der althergebrachten Verfahren erinnern. So leisten z. B. große Blutdruckmesser mit einem Durchmesser von 20–25 cm, die an der Wand hinter dem Patienten angebracht sind, gute Dienste. Auch sollten mehrere Kurzzeitmesser, beispielsweise Labor-Stoppuhren, vorhanden sein, um irgendwelche periodischen Phänomene messen zu können, auch wenn einmal die Elektronik streikt!

Als nächstes erhebt sich nun die Frage: Wie soll man eine Intensivstation oder auch eine Wachstation einrichten und ausrüsten, damit eine vernünftige und vertretbare Relation zwischen finanziellem Aufwand und Nutzeffekt gewährleistet wird?

Hat man sich erst einmal dazu entschlossen, eine Intensivpflegestation mit Überwachungsgeräten auszustatten, so muß man als nächstes zu klären versuchen, ob man nur gelegentlich den einen oder anderen Patienten einzeln überwachen will, oder ob man von einer zentralen Stelle aus eine größere Anzahl von Patienten zu kontrollieren plant. Bereits von der Beantwortung dieser Frage hängt ein wesentlicher Faktor, der Kostenfaktor, ab! Am einfachsten kann man eine bestimmte Anzahl von Überwachungsgeräten vorsehen, die an den Patienten herangefahren werden können, der einer besonderen, intensiven Überwachung bedarf. Da erfahrungsgemäß bei weitem nicht immer alle Patienten einer Intensiv-Pflegestation einer derartigen fortlaufenden Kontrolle bedürfen, kommt man auf einer solchen Station mit weniger Geräten aus als Betten vorhanden sind. Auf der anderen Seite reizt natürlich der hohe Preis einer solchen Gerätekombination zu deren Mehrfachausnutzung durch Anschalten mehrerer Patienten an *eine* Überwachungseinheit. Hierbei würden dann die einzelnen Patienten nacheinander in einem bestimmten Rhythmus kontrolliert. Bei diesen Überlegungen taucht sofort ein weiteres Problem auf: Will man die verschiedenen biologischen Daten auf einem Registrierstreifen kurvenmäßig zur Darstellung bringen, so verbietet sich die intermittierende Abtastung mehrer Patienten mit einer solchen Überwachungseinheit und einem Schreiber. Man würde die Übersicht vollständig verlieren und könnte den Verlauf einzelner Größen pro Patient nicht mehr überblicken.

Jedoch ist nichts dagegen einzuwenden, wenn von einer Zentrale aus, die übrigens *in* dem zu überwachenden Raum stehen sollte, in einem bestimmten Rhythmus Temperatur, Pulsfrequenz, Blutdruck und – falls erforderlich – auch die Atmung zur Anzeige gebracht werden, deren *angezeigte Werte* dann in ein übliches Protokollblatt von Hand eingetragen werden. Will oder kann man tiefer in die Tasche greifen, so kann man diese intermittierenden Protokollierung ebenfalls von einem Registriergerät übernehmen lassen, das nacheinander die verschiedenen Kurvenblätter heraussucht und nach einem bestimmten Zeitplan die Eintragungen vervollständigt. Nach diesem Prinzip, das in England entwickelt wurde, kann man tatsächlich mit *einer* Überwachungseinheit eine größere Zahl von Patienten intermittierend überwachen, wobei auf den Registrierkarten jeweils 24 Stunden zu überschauen sind. Allerdings muß man bei diesem System jeweils die Karte dem Gerät entnehmen, wenn man sich über den Zustand und Krankheitsverlauf des Patienten orientieren will, was allerdings mit einem Griff möglich ist.

Will man die biologischen Daten mehrerer Patienten stets gleichzeitig vor Augen haben, bleibt nichts anderes übrig, als jedem Patienten einen eigenen Schreiber zuzuordnen, der die gewünschten Vitalwerte zeitproportional kurvenmäßig darstellt.

Wir erkennen aus dem bisher gesagten, daß man die gefundenen Daten entweder nur zur Anzeige bringt – was billiger ist – und sie auf ein Protokoll mit Hand überträgt, oder daß man die Werte gleich kurvenmäßig durch entsprechende Schreiber niederschreiben läßt. Zweckmäßigerweise wird man diese Anzeigegeräte an einer zentralen Stelle – etwa in Form eines Schreibtisches – zusammenfassen, wo der Beobachter seinen Platz hat. Dabei ist jedoch zu bedenken, daß nun zwar die wichtigen Daten an *einer* Stelle zentral vorliegen, nicht jedoch am Bett des Patienten, wohin sie eigentlich gehören. Der behandelnde Arzt, der zum Patienten geht, möchte sich an Ort und Stelle über die verschiedenen Daten orientieren. Es ist für ihn nicht zu verlangen, daß er – nach einem Besuch in der „Zentrale" – alle Daten aller Patienten im Kopf behalten soll, so wie sie auf den Registrierstreifen niedergelegt sind! Deswegen wäre zu überlegen, parallel zu den Registriergeräten der Zentrale, Anzeigeinstrumente am Patientenbett vorzusehen, die auch dort die Augenblickswerte übermitteln.

In logischer Weiterverfolgung dieses Gedankens wäre sogar daran zu denken, sowohl in der Zentrale als auch am Bett Schreiber im Parallelbetrieb vorzusehen, wobei die Kontrollkurve gleich in zweifacher Ausfertigung hergestellt wird: ein Exemplar für das Krankenblatt und ein weiteres für die spätere Auswertung. Zunächst dürften jedoch einem solchen Konzept die zusätzlichen Kosten hinderlich im Wege stehen!

Eine weitere Möglichkeit dreht die Verhältnisse herum: Man könnte auch den Schreiber am Bett vorsehen und nur Anzeigegeräte mit Warneinrichtungen in der Zentrale belassen.

Will man einen Patienten überwachen, muß man an ihm – wie wir bereits gesehen haben – verschiedene „Geber" oder „Abnehmer" anbringen, die über elektrische oder pneumatische Leitungen mit den eigentlichen Meßgeräten verbunden sind. Hierbei stößt man zwangsläufig auf das Problem:

wohin mit den Leitungen, von welcher Seite soll der Anschluß erfolgen, ohne den Patient oder das Pflegepersonal zu stören?

Hier bieten sich verschiedene Möglichkeiten an:

Liegt der Patient – wie allgemein üblich – mit dem Kopf an der Wand, so sind drei Seiten des Bettes für den Behandelnden zugänglich. In diesem Fall könnte man alle Meßanschlüsse über das Kopfende zur Wand an einen Anschlußkasten führen, indem man sie – von den verschiedenen Körperstellen kommend – zu einem Bündel zusammenfaßt und dieses über die Schulter des Patienten leitet.

Bei schwerkranken Patienten und besonders bei Bewußtlosen sollte man jedoch die Möglichkeit haben, ungehindert an das Kopfende des Bettes zu gelangen. Um dies zu ermöglichen gibt es zwei Möglichkeiten: entweder zieht man das Bett einfach 1 m von der Wand in den Raum hinein, oder man dreht es um 180° herum, sodaß nun das Kopfende zur Zimmermitte zeigt. Ein freier Zugang zum Kopf ist dadurch möglich. Aber andere Probleme tauchen hierdurch auf: durch die freie Aufstellung im Zimmer können die Meßleitungen nun nicht mehr aus der Wand kommen, wenn sie nicht stören sollen. Sie sollten deshalb am besten von oben aus der Decke kommen. Bei der Lage mit dem Kopf zur Raummitte kann das Gesicht der Kranken nicht ohne weiteres beobachtet werden, was wiederum als Gegenargument gegen diese Lagerung benutzt werden kann. Allerdings sollte dem Argument, „der Patient solle nicht dauernd mit dem Gesicht zur Wand liegen müssen" kein größeres Gewicht beigemessen werden. Ich glaube dem Patient, den das stört, geht es schon wieder so gut, daß er nicht länger auf einer Intensivpflegestation bleiben sollte!

Es wird immer wieder darauf hingewiesen, daß die vielen Leitungen am Patienten störend wirken, und man fragt, ob man nicht die gewünschten Meßwerte drahtlos übermitteln könne. Grundsätzlich ließe sich dieses wohl durchführen. Jedoch ist der technische und damit auch finanzielle Aufwand um ein vielfaches höher als der dadurch bewirkte mögliche Nutzeffekt. Es ist zwar einzusehen wenn zur Untersuchung von Leistungssportlern drahtlose Übertragungen von EKG und Pulsfrequenz vorgenommen werden, oder wenn aus Raumfahrzeugen heraus biologische Daten zur Erde mittels Telemetrie übertragen werden. Auf einer Intensivpflegestation glaube ich, hat die Telemetrie in der heutigen Form keinen Platz! Denn abgesehen von den nichtvorhandenen Hochfrequenzbändern, die zur Meßübertragung erforderlich wären, sollte man daran denken, daß es viel einfacher ist, mit einem kurzen Stück Draht von 3 m Länge ein Signal zu übertragen, als über eine komplizierte drahtlose Richtfunkstrecke.

Meine Damen und Herren, wie Sie sehen sind es der Probleme viele, die bei der Patientenüberwachung durch Geräte auftreten. Eine Patenlösung für das eine oder andere Problem gibt es bis heute noch nicht. So wird sich die jeweilige Lösung je nach Fragestellung und Erfordernis bieten. Mit

Sicherheit sind folgende Dinge von ausschlaggebender Bedeutung:
1. Die Anzahl der zu überwachenden Patienten
2. Die Anzahl der zu überwachenden Räume
3. Die zur Überwachung zur Verfügung stehenden Personen und schließlich
4. Die Anzahl der zur Verfügung stehenden Tausendmarkscheine, denn Patientenüberwachung kostet Geld, viel Geld!

Zentrale Patientenüberwachung im Rahmen der Intensivpflege

Von **E. Ungeheuer** und **K. Schülke**

Aus der Chirurgischen Klinik des Nordwest-Krankenhauses
Frankfurt am Main-Praunheim
(Direktor: Prof. Dr. med. E. Ungeheuer)

Die Probleme einer modernen Chirurgischen Klinik sind:

1. aufwendige Behandlung
bei breitester Indikation der heutigen chirurgischen Maßnahmen,

2. rascher Patientendurchgang
in unserer Klinik beträgt die Aufenthaltsdauer pro Patient 14,7 Tage,

3. Mangel an Pflegepersonal
ein allgemein bekannter Zustand.

Diese Probleme schürzen sich in einer Intensivpflegestation zu einem fast unlösbaren Knoten.

Wir sind an der Chirurgischen Klinik des Nordwestkrankenhauses in Frankfurt am Main wie andere Kliniken mit diesen Tatsachen konfrontiert. In den 18 Betten unserer Intensivpflege- oder Wachstation lagen 1965 1177 schwerkranke Patienten, die zum Teil frische schwere Unfälle oder ungeklärte schwere Krankheitsbilder waren. Zum größeren Teil entstammen sie aber den im gleichen Zeitraum durchgeführten 3268 Operationen, die bei größerem Ausmaß zur unmittelbaren Nachbehandlung der Wachstation anvertraut waren. Diese Patienten lagen im Durchschnitt 5,6 Tage auf der Wachstation, die keine Aufwachstation, sondern eine Intensivpflegestation ist.

18 Patienten, die 5,6 Tage ihrer kritischsten Krankheitsphase auf einer derartigen Station verbringen, müssen dauernd umsorgt sein. Wie ist das bei dem bekannten, auch uns betreffenden Pflegepersonalmangel zu schaffen? – Indem wir uns entschlossen, die Routinemaßnahmen, die unentbehrlich aber zeitraubend sind, apparativ und zentral zu überwachen.

In Zusammenarbeit mit der Firma C.H.F. Müller haben wir in der Stationszentrale (Abb. 1) der Wachstation eine zentrale Kontrollanlage eingerichtet, die ständig mit den 18 Patienten verbunden ist. Sie kontrolliert in einem beliebig festzulegenden Intervall die Vitalwerte der 18 Patienten (Abb. 2).

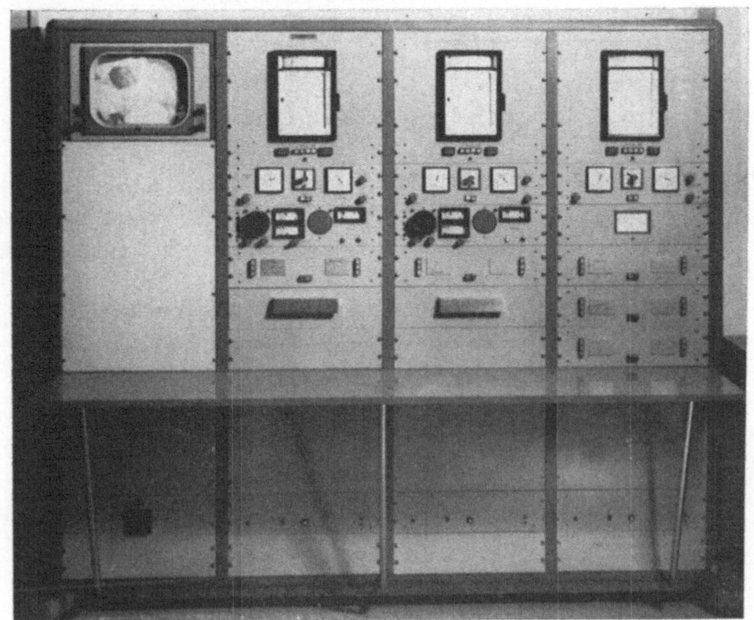

Abb. 1

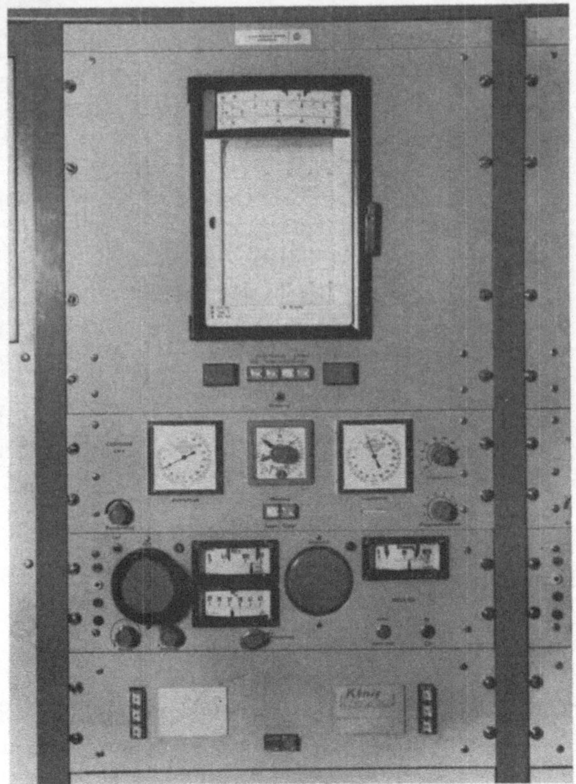

Abb. 2

1. Blutdruck,
2. Atemfrequenz,
3. Pulsfrequenz, die aus einem sichtbaren EKG integriert wird,
4. Körpertemperatur.

Die ermittelten Werte werden auf 2 Weisen festgehalten. Die Mehrzahl (15 Patienten) kann durch Abruf von der zentralen Überwachungsanlage angezeigt und von einer Schwester protokolliert werden. In 3 Fällen ist eine

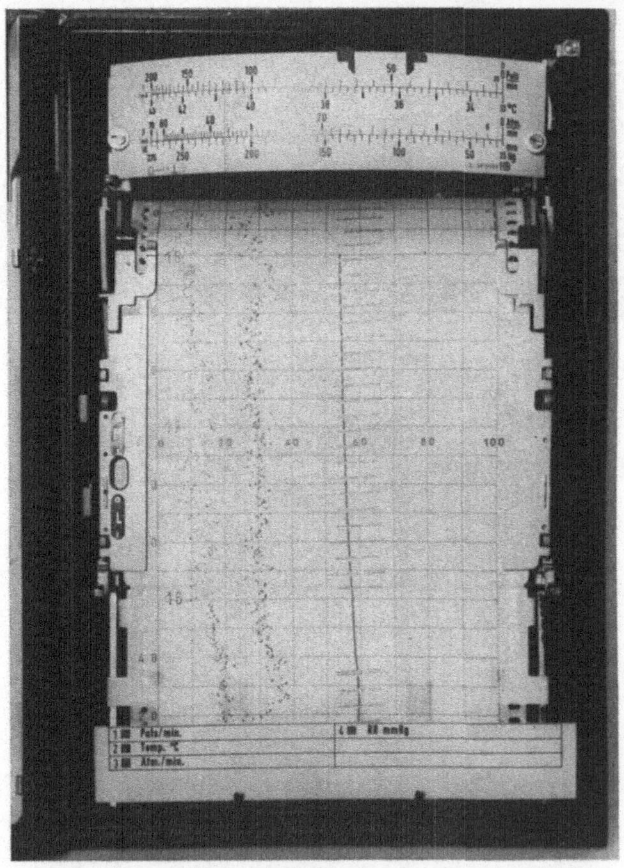

Abb. 3

fortlaufende Registrierung möglich (Abb. 3). Sie hat den Vorteil, bei besonders gravierenden Fällen, eine wirklich fortlaufende Messung der Vitalwerte zu ermöglichen, die in dieser exakten ununterbrochenen Protokollierung auch von einer Sitzwache nicht zu bewältigen wäre.

Es versteht sich, daß durch optische und akustische Warnsignale bei Über- oder Unterschreiten einstellbarer Grenzwerte oder bei auftretenden

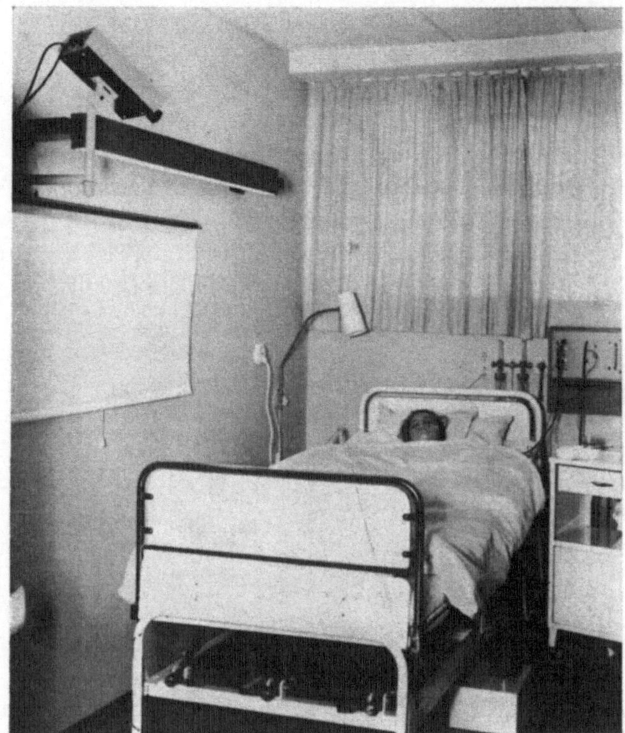

Abb. 4

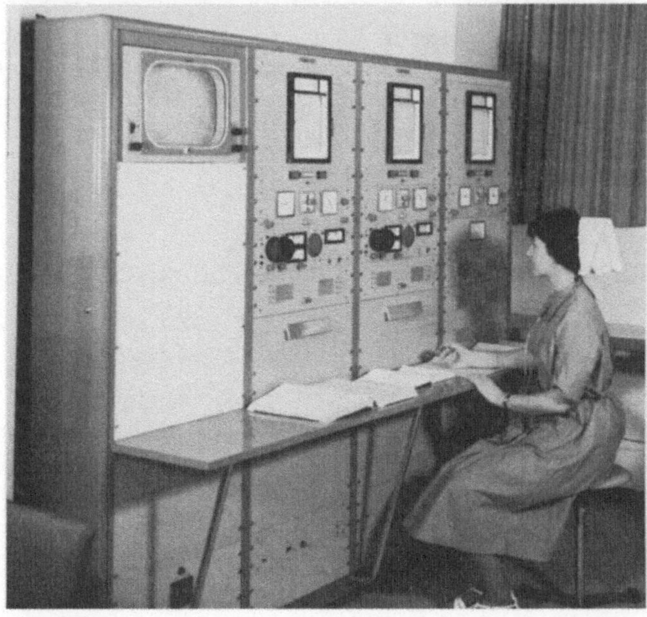

Abb. 5

technischen Fehlern der Anlage, wie z. B. das Lösen einer Blutdruckmanschette, das Pflegepersonal auf die Notsituation aufmerksam gemacht wird.

Die Wirksamkeit einer solchen zentralen Überwachungsanlage ermißt man, wenn man für die Messung der oben angeführten Vitalwerte pro Patient etwa 5 min veranschlagt, so daß eine Schwester 90 min, das sind $1^{1}/_{2}$ Std, benötigen würde, um bei den 18 Patienten fortlaufenddiese Werte zu ermitteln. Bitte beachten Sie das Intervall von $1^{1}/_{2}$ Std, bis die Schwester wieder zu dem ersten Patienten zurückkehrt, und zugleich die große zeitliche Beanspruchung des Pflegepersonals durch diese einfachen Routinemaßnahmen.

Kommt der Patient durch diese maschinelle Überwachung zu kurz? Keineswegs, denn erstens wird er viel häufiger in seinen vitalen Lebensäußerungen überwacht, als es selbst durch eine Sitzwache möglich wäre. Zum anderen sind Pflegekräfte frei, die die vielfältigen anderen Aufgaben in der Betreuung Schwerkranker zu erfüllen haben. Überdies ist die zentrale Überwachungsanlage ja keine leblose Maschinerie. Hinter ihr sitzt eine Schwester (Abb. 4), die die Alarmsignale registriert und Maßnahmen zur Notfallbehandlung veranlassen kann. Weiterhin besteht durch eine Fernseh- und Rücksprechanlage (Abb. 5) ein ständiger Kontakt mit der Zentrale und dem einzelnen Patienten. Nach Aussage dieser Patienten fühlen sie sich durch die erforderlichen technischen Einrichtungen keineswegs belastet, sondern sie haben im Gegenteil das beruhigende Gefühl, ständig überwacht zu sein, auch wenn keine Schwester im Raume ist.

Somit halten wir nach $2^{1}/_{2}$jähriger Erfahrung an unserer Klinik eine zentrale Überwachungsanlage im Rahmen einer Intensivpflegestation als eine zuverlässige Hilfe für die kontrollierenden Ärzte, als eine Entlastung des Pflegepersonals von zeitraubenden Routineaufgaben und eine bestmögliche ununterbrochene Überwachung der uns anvertrauten Schwerkranken.

Literatur

Schülke, K., E. Ungeheuer u. H. K. Döhler: Med. Welt **1965**, 137–141.

Klinischer Beitrag zur Differentialdiagnose, Therapie und Prognose postoperativer Tachycardien

Von **P. E. Nowacki** und **U. Stockmann**

Aus der Chir. Abteilung des Städt. Krankenhauses Berlin-Neukölln

In einer Zeit zunehmender postoperativer Kontrolle des Patienten mit aufwendigen Apparaturen mag es vielleicht etwas simpel klingen, die so einfach feststellbare Tachycardie derartig herauszustellen.

Unter den von uns beobachteten Patienten, die auf Grund ihres mäßigen postoperativen Zustandes oder der Größe des Eingriffes einer intensiven Behandlung auf der Wachstation bedurften, kam es bei 107 Patienten zu einer postoperativen Tachycardie. Diese Anzahl entspricht etwa 3% unseres gesamten Operationsgutes. Von einer Tachycardie sprechen wir dann, wenn beim Erwachsenen die Herzschlag-Frequenz für mehrere Stunden über 100/min liegt.

Unberücksichtigt müssen dabei in diesem Rahmen die Ergebnisse der routinemäßig durchgeführten hämodynamischen (z. B. arterieller und zentralvenöser Druck), blutgasanalytischen und Untersuchungen des Elektrolyt- und Wasserhaushaltes bleiben, obwohl sie bei der Differenzierung dieser Tachycardien eine wichtige Rolle spielen.

Die Tab. 1 zeigt Ihnen die Ursachen und die Prognose dieser Tachycardien. Die Hauptgruppen sind hier die Hypovolämie, die cardiale Insuffizienz und die infektiös-toxisch bedingten Tachycardien. Hinsichtlich der Letalität schneidet die Gruppe mit dem Volumenmangel noch am günstigsten ab, da wohl hier unsere besten therapeutischen Möglichkeiten liegen. Von 27 Patienten kommen 12 ad exitum. Bei diesen Todesfällen handelte es sich um profuse intestinale Blutungen (z. B. Stressulcera), die trotz intensivster therapeutischer Bemühungen nicht beherrscht werden konnten.

Die schlechteste Prognose hat die Gruppe mit der Herzinsuffizienz, wo von 35 Patienten 33 verstorben sind. Zwischen diesen beiden Gruppen liegen bezüglich ihrer Prognose die infektiös-toxisch bedingten Tachycardien. Von 75 Patienten 54 mit letalem Ausgang. Insgesamt stellt diese Gruppe mit ihren bekannten postoperativen Komplikationen, wie Sie

Tabelle 1. *Ursachen und Prognose bei 107 Patienten mit postoperativer Tachycardie*

	Anzahl	letaler Ausgang
Hypovolämie	27	12
Gesteigerte Fibrinolyse	3	3
Cardiale Insuffizienz	35	33
Pulmonale Insuffizienz	9	7
Infektiös-toxisch	75	54
Peritonitis	27	20
Pneumonie	21	15
Ileus	7	6
Nahtinsuffizienz (Magen, Darm)	6	5
Sepsis-Pyämie	4	2
Pankreatitis	4	1
Pleuritis, Pericarditis	3	2
Coma (hepaticum, diabeticum)	3	3
Apoplexie	3	3
Übertransfusion	3	2
nach EKK	1	—
Ungeklärt	16	5
Gesamtzahl	107	62

sehen, die quantitativ überwiegende Ursachengruppe der postoperativen Tachycardien dar. Als Sondergruppen seien noch Tachycardien nach Apoplexien, nach Übertransfusion und nach Anwendung des extracorporalen Kreislaufs genannt.

Ungeklärt bzw. nicht sicher in eine dieser Gruppen einzuordnen waren die Herzschlagfrequenzsteigerungen von 16 Patienten. Bei ungefähr einem Drittel der Patienten waren 2, manchmal auch 3 Komplikationen für die Frequenzsteigerung verantwortlich, so daß die Summe der Ursachen die Gesamtzahl der Patienten um diesen Prozentsatz übertrifft.

Von den 107 Patienten sind schließlich 62, das sind 58%, verstorben, wobei bemerkenswert ist, daß von diesen 62 Patienten die Todesursache mit der Tachycardieursache in 54 Fällen übereinstimmt.

Einen weiteren Einblick erhält man, wenn die Tachycardien nach Beginn, Dauer und Höhe aufgeschlüsselt werden, was in Tab. 2 gezeigt wird.

Die Mehrzahl der Tachycardien beginnt sofort. Innerhalb der ersten 24 Stunden waren es schon 80% (86 von insgesamt 107), wovon 49, das sind 57%, später verstorben sind. Prognostisch noch ungünstiger muß jedoch eine verspätet einsetzende Tachycardie beurteilt werden. So verstarben z. B. alle Patienten, bei denen die Herzschlagfrequenz erst nach dem 3. postoperativen Tag über 100/min anstieg.

Tabelle 2. *107 Patienten mit postoperativer Tachycardie*
Beginn

Patienten	sofort bis 2 h p.o.	2–8 h	8–24 h	1–3 Tage	3–6 Tage	nach 6 Tagen
Gesamt	66	12	8	16	3	2
Verstorben	40	7	2	8	3	2

Dauer

Patienten	3–12 h	12–24 h	24–48 h	2–4 Tage	4–8 Tage	8–68 Tage
Gesamt	9	14	12	30	21	21
Verstorben	5	9	4	12	15	17

Höhe

Patienten	100–120/min	120–140/min	140–160/min	uber 160/min
Gesamt	33	34	34	6
Verstorben	13	16	27	6

Sonderformen

Patienten	2-phasige Verlaufe	Arrhythmien
Gesamt	12	6
Verstorben	7	6

Auch durch die Dauer der Tachycardie wird die Prognose wesentlich beeinflußt, wobei die Letalität bei einer Dauer von mehr als 4–8 Tagen auf 71% und nach 8 Tagen auf 81% ansteigt. Wie Sie sehen, ergeben sich erwartungsgemäß die eindrucksvollsten Beziehungen zur Höhe der Tachycardie, wobei die Patienten, auch wenn nur vorübergehende Phasen in dieser Gruppe vorlagen, mit einer Herzschlagfrequenz von über 140/min prognostisch besonders ungünstig zu beurteilen sind.

Die letzte Abbildung (Abb. 1) zeigt Ihnen die Altersverteilung. Die Mehrzahl der Fälle gehört den höheren Altersgruppen über 60 Jahre an, was naturgemäß mit der Zusammensetzung unserer Patienten in einem besonders überalterten Berliner Bezirk zusammenhängt. Es wird jedoch deutlich, daß der jüngere Patient mit der Tachycardie besser fertig wird, während mit zunehmender Altersklasse die Prognose sich weiter verschlechtert. Eine Ausnahme scheinen die über 80jährigen zu machen, doch ist hier die Zahl für eine endgültige Beurteilung zu klein. Auch einer bindenden Aussage bezüglich der um 22% höheren Letalität bei den Frauen wird man zu Recht noch mit dem Argument der zu kleinen Zahl begegnen.

Zusammenfassend können wir sagen: Das Auftreten einer postoperativen Tachycardie, wobei nach Ursache, Beginn, Dauer, Höhe, Form, Geschlecht und Alter zu differenzieren ist, zeigt eine ernste Gefährdung für den Patienten an, die nur durch den vollen Einsatz unserer gesamten therapeutischen Möglichkeiten abzuwenden ist.

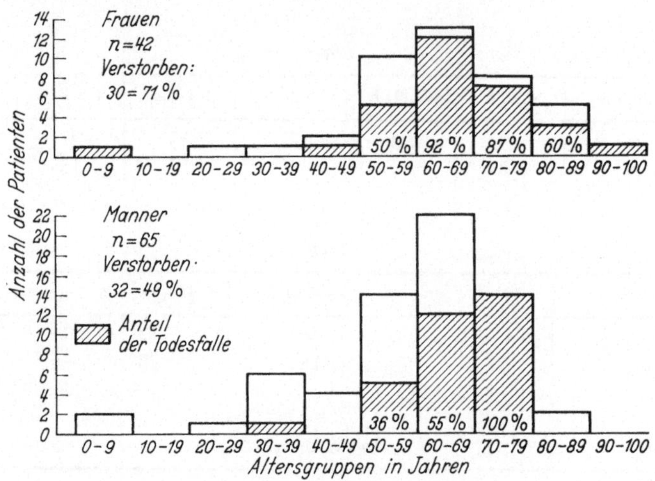

Abb. 1: Altersverteilung und Prognose bei 107 Patienten mit postoperativer Tachycardie.

Zirkulatorische Probleme bei der Intensivpflege unter besonderer Berücksichtigung von Defibrillation und Impulsation des Herzens

Von **O. H. Just** und **H. Lutz**

Aus der Abteilung für Anaesthesiologie
(Vorstand: Prof. Dr. O. H. Just) Chirurgische Univ.-Klinik
(Div.: Prof. Dr. F. Linder) Heidelberg

Drei Faktoren verursachen zirkulatorische Störungen bei der Intensivpflege:

1. Reduktion des zirkulierenden Blutvolumens,
2. veränderte Gefäßmotorik,
3. verminderte Herzleistung.

Diese drei Funktionseinheiten sind zusätzlich so eng miteinander verknüpft, daß Störungen des einen Systems nicht nur eine Minderung des anderen, sondern oft sogar den Zusammenbruch der gesamten Zirkulation auslösen.

Im Mittelpunkt des gesamten Schockgeschehens und besonders für unsere Betrachtungen bei der Intensivpflege steht der Volumenmangel. Hypovolämie kann verursacht sein durch Verlust von Gefäßinhalt – also entweder von Blut, Plasma, Wasser oder Elektrolyten – nach außen, in die Gewebe oder in Körperhöhlen. Jeder Volumenmangel vermindert den venösen Rückstrom und damit die Auswurfleistung des Herzens. Dadurch nimmt die periphere Zirkulation ab, der Blutdruck fällt, und die Gewebe erhalten zu wenig Sauerstoff. Dies führt zu hypoxischen und azidotischen Schädigungen des Gefäßapparates und des Myokards, zu peripheren Mikrozirkulationsstörungen durch Aggregationen von Thrombocyten und Erythrocyten und schließlich über Vasodilatation, weiterem Volumenmangel und Herzinsuffizienz und im Circulus vitiosus zu direkten Organschädigungen und zur vasculären Katastrophe (Abb. 1).

Die Konstanterhaltung oder Wiederherstellung eines ausreichenden Blutvolumens ist demnach bei der Vermeidung von Zirkulationsstörungen die Hauptaufgabe. Gerade während und nach operativen Eingriffen bereitet dies aber gewisse Schwierigkeiten. Im allgemeinen werden die von Tüchern, Tupfern und der Operationskleidung aufgesaugten Blutmengen nur geschätzt, weil photometrische oder andere Bestimmungsmethoden zeitraubend und für die tägliche Praxis zu aufwendig sind. Jede Schätzung ist aber mit einer entsprechenden Fehlerbreite belastet, so daß selbst bei sorgfältiger Registrierung des Volumenersatzes die errechnete Bilanz von vornherein ungenau sein muß.

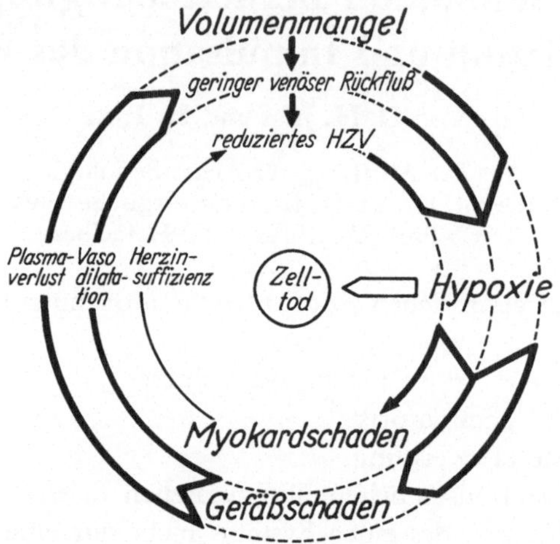

Abb. 1: Schematische Darstellung der wesentlichsten Ursachen des Kreislaufversagens.

Dieser Fehler wird noch vergrößert, wenn Infusionsmittel mit verschiedener Verweildauer verabreicht werden. Elektrolytlösungen z. B. verlassen die Blutbahn schon nach 30 min, kolloidale Volumenersatzmittel

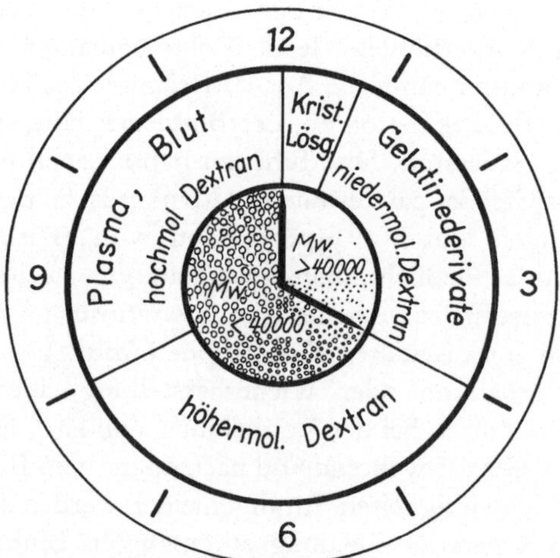

Abb. 2: Durchschnittliche Verweildauer verschiedener Volumenersatzmittel.

bleiben etwa 4 Std kreislaufwirksam (Abb. 2). Ein Teil des Blutvolumens wird in sogenannten Blutspeichern abgelagert, die gerade nach längerdauernden Operationen größere Blutmengen abfangen können. Die Blutbilanzierung wird noch schwieriger, wenn durch Gefäßwandschäden Plasma-verluste eintreten oder Störungen im Elektrolythaushalt, wie Natrium-verluste, vorliegen, die den osmotischen Druck der Körperflüssigkeiten herabsetzen.

In der Praxis bestehen nun folgende Möglichkeiten zur Kontrolle des Blutvolumens:

1. Die *direkte* Messung mit dem *Volemetron* unter Verwendung von radioaktivem Jod-131-Albumin.

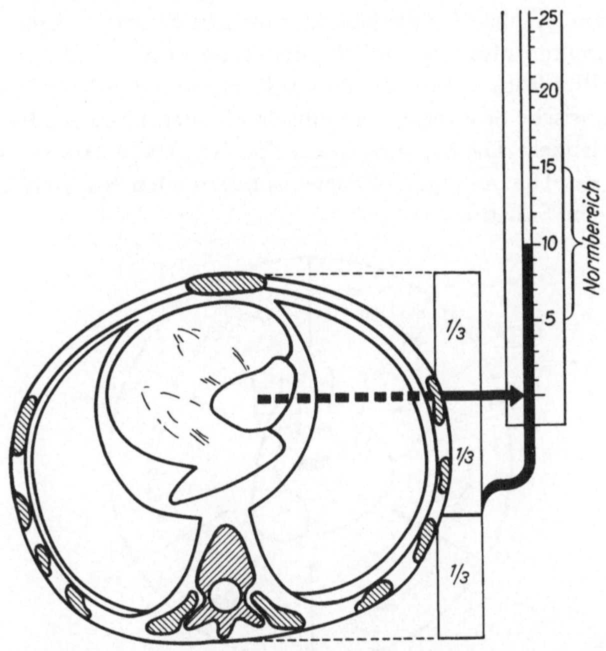

Abb. 3: Bei der Venendruckmessung befindet sich am liegenden Patienten der Nullpunkt an der Grenze zwischen vorderem und mittlerem Drittel des Thorax.

Indirekt geben über das Blutvolumen Auskunft:

2. *Die Venendruckmessung,* wobei der venöse Druck aber nur dann ein zuverlässiger Parameter ist, wenn der Katheter möglichst in Vorhofnähe liegt und das Herz suffizient arbeitet (Abb. 3). Zur orientierenden Messung kann aber auch die Flüssigkeitssäule des Infusionsschlauches an einer peri-pheren Vene verwendet werden.

3. *Das Harnzeitvolumen,* das bei einer Ausscheidung von weniger als 30 ml/Std bei intakter Niere auf einen Volumenmangel hinweist. Die Urin-ausscheidung kann auch als Maß für den Austritt der infundierten kristal-loiden und kolloidalen Infusionsmittel aus der Gefäßbahn dienen.

4. Die Messung von *Hämatokrit und Hämoglobin* in kurzen Zeitabständen. Zusammen mit den registrierten Kreislaufwerten können damit bedeutungsvolle Veränderungen des Blutvolumens eindeutig erkannt werden.

Meßbare Änderungen des Blutdruckes und der Herzfrequenz treten erst bei größeren Blutverlusten auf, denn Verluste bis zu 500 ml werden von Kreislaufgesunden ohne Schwierigkeiten kompensiert. Patienten in hohem Lebensalter und mit Anämie reagieren jedoch gegenüber Volumenverlusten wesentlich empfindlicher.

Bei der *Kreislaufkontrolle* gibt der momentane Wert des Blutdruckes allein keinen sicheren Anhalt für die hämodynamische Situation. Erst die wiederholte, kurzzeitige Messung und Registrierung von systolischem und diastolischem Blutdruck zusammen mit der Herzfrequenz erlaubt Rückschlüsse auf zirkulatorische Störungen und gibt damit auch Hinweise für das therapeutische Handeln. Die Messung dieser drei Größen gestattet nicht nur eine Schätzung des Herzminutenvolumens, sondern auch Rückschlüsse auf die ventilatorische Situation.

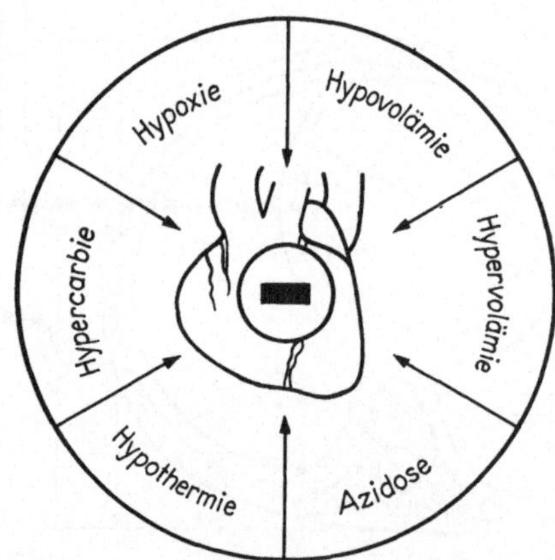

Abb. 4: Negative Einwirkungen auf das Herz während der Intensivpflege.

So können z. B. kompensatorische Blutdrucksteigerungen mit Verbreiterung der Amplitude und Herzfrequenzanstieg, bedingt durch Hypoventilation, das wahre Bild einer zirkulatorischen Störung verschleiern. Auch eine leichte Auskühlung während der Operation kann in der postoperativen Phase eine solche Situation bedingen. Schließlich setzt jede *Azidose* die Ansprechbarkeit des Gefäßsystems auf die Katecholamine und die Kontraktilität des Myokards herab (Abb. 4). Die Pufferkapazität des Blutes wird besonders stark belastet durch metabolische Störungen, die Transfusion älterer Blutkonserven und die Infusion der immer sauren Blutflüssigkeitsersatzmittel. Die Kontrolle des Säure-Basen-Haushaltes, z. B. mit der Apparatur nach Astrup, ist deshalb sehr häufig unerläßlich, zumal durch Puffersubstanzen wie Natriumbikarbonat und THAM, derartige Störungen nach den ermittelten Werten gezielt beseitigt werden können.

Der Gebrauch von *Sympathicomimetika* ist in der Intensivpflege nur in wenigen Ausnahmefällen angezeigt. Er beschränkt sich vor allem auf das Kreislaufversagen durch Störungen des Gefäßapparates, z. B. bei Intoxikationen. Bei cardial ausgelöster Kreislaufinsuffizienz kann die positiv inotrope Wirkung dieser Präparate vorteilhaft sein. Die unsachgemäße, kritiklose Verabreichung von Vasopressoren ist aber gefährlich und stellt gewöhnlich den Anfang vom Ende dar.

Die Herzfunktion, besonders beim vorgeschädigten Herzen, bedarf während der Intensivpflege einer besonderen Überwachung durch EKG-

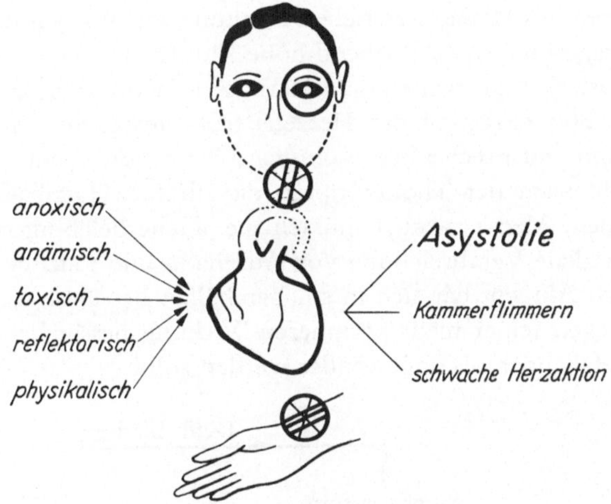

Abb. 5: Ursachen und Symptome des akuten Kreislaufstillstandes.

Kontrolle und kurzzeitige Blutdruckregistrierung. Nur das insuffiziente Herz sollte präoperativ digitalisiert werden. Eine Digitalisierung aber erhöht stets die Erregbarkeit des Myokards, so daß bei Elektrolytstörungen, wie Hypokaliämie, oder bei erforderlicher Calciumverabreichung akutes Herzflimmern oder andere unerwünschte Nebenerscheinungen ausgelöst werden können. Bei Patienten mit Linksherzschäden kann sich, besonders bei Übertransfusion, ein Lungenoedem entwickeln. Deshalb sind prophylaktisch halbsitzende Stellung und absolute Ruhigstellung des Patienten, sowie Bereitstellung von Intubationsgerät, Absaugevorrichtung, Respiratoren und Ganglienblocker erforderlich. Bei sachgerechter Anwendung dieser Therapiemaßnahmen kann das schwere Krankheitsbild des Lungenoedems heute fast immer erfolgreich behandelt werden.

Der sogenannte *akute Herzstillstand* während der Intensivpflege ist nicht immer durch eine Asystolie bedingt. Man sollte deshalb bei derartigen

Ereignissen zunächst von einem Kreislaufstillstand sprechen, da der zirkulatorische Zusammenbruch auch durch ein flimmerndes Herz oder eine zu schwache Herztätigkeit ausgelöst sein kann. Ursache für diese Störungen sind reflektorische Mechanismen, wie vago-vagale Reflexe, Intoxikationen, Unterkühlung und Starkstromverletzungen. In der Intensivpflege entsteht das Herzversagen vor allem durch Sauerstoffmangel, der durch unzureichende Ventilation und Anämie bedingt sein kann (Abb. 5). Die weite lichtstarre Pupille und die fehlenden Arterienpulse sagen noch nichts über den Zustand des Herzens aus. Die rasche Wiederherstellung einer gewissen Zirkulation ist aber für die Überlebenschance des Patienten von entscheidender Bedeutung. Deshalb muß nach einer ausreichenden Ventilation die erste therapeutische Maßnahme die äußere Herzmassage sein. Durch kräftige Kompressionen des Herzens zwischen Sternum und Wirbelsäule auf einer festen Unterlage können ausreichend hohe Blutdruckwerte erzielt werden. Erst danach ist Zeit zur weiteren Abklärung des akuten Herzversagens.

Wird die Spontanaktion des Herzens trotz ausreichenden Sauerstoffangebotes und entsprechender Volumensubstitution nicht wieder hergestellt, sollte nach der Thorakotomie die direkte Herzmassage durchgeführt werden. Medikamentös müssen die Wiederbelebungsmaßnahmen durch intracardiale Verabreichung von Adrenalin und Calcium unterstützt werden. Auch Alupent hat sich in solchen Fällen bewährt, während Nor-Adrenalin wegen seiner mehr peripheren Wirkung besser bei einem Versagen des Gefäßapparates angewendet werden sollte.

	Defibrillation	
	Wechselstrom (Niederspannung)	Gleichstrom (Hochspannung)
Intern	0,1 – 0,4 sec 125 – 225 Volt	2,5 msec 1000 Volt
Extern	0,1 – 0,4 sec 600 – 800 Volt	2,5 msec 2000 – 4000 Volt

Abb. 6: Erforderliche Stromspannungen bei interner oder externer Defibrillation mit Wechsel- oder Gleichstrom.

Das flimmernde Herz muß in einen geordneten Rhythmus gebracht werden. Die elektrische Defibrillation ist dazu die Methode der Wahl. Während in den vergangenen Jahren ausschließlich Wechselströme angewendet wurden, hat sich heute die Gleichstromdefibrillation immer mehr durchgesetzt. Wir haben mit beiden Methoden gute Erfahrungen gesammelt. Der Vorteil der Gleichstromanwendung liegt in der kürzeren Stromdauer, so daß die Stromeinwirkung auf den Herzmuskel beschränkt bleibt und sich nicht auf die Skelettmuskulatur auswirkt. Die elektrische Defibrillation kann sowohl extern, als auch intern durchgeführt werden. Entsprechend dem größeren Haut- und Gewebswiderstand muß bei der externen Defibrillation bei beiden Stromarten die Spannung erhöht werden (Abb. 6).

Grundsätzlich muß zwischen Vorhof- und Kammerflimmern unterschieden werden. Das Kammerflimmern stellt das bedrohlichere Ereignis dar und erfordert eine sofortige Beseitigung. Das Vorhofflimmern kann über entsprechende Zeitabschnitte ohne ernstere hämodynamische Störungen toleriert werden. Allerdings wird auch hierdurch das Herzminutenvolumen herabgesetzt und die Möglichkeit für thromboembolische Komplikationen erhöht. Aus einem Vorhofflimmern kann sich aber dann ein Kammerflimmern entwickeln, wenn bei der Defibrillation der Schock in die vulnerable Phase fällt.

Medikamentöse Maßnahmen zur Normalisierung der Herzaktion sollten nur in Ausnahmefällen eingesetzt werden. Diese Mittel, wie das Novocainamid oder die β-Rezeptorenblocker, besitzen neben der negativ chronotropen auch eine negativ inotrope Wirkung und mindern damit die Kontraktionskraft des Myokards.

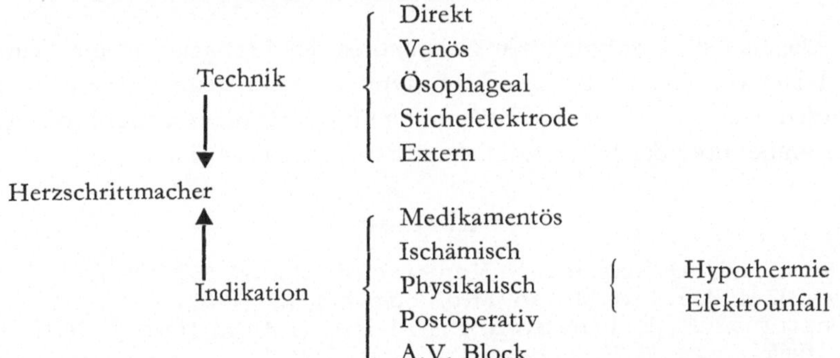

Abb. 7: Indikation und technische Durchfuhrung beim Einsatz von Herzschrittmachern.

Der längerdauernde Ausfall der normalen Erregungsbildung bzw. -leitung des Herzens erfordert den Einsatz eines künstlichen Schrittmachers. Vor allem beim AV-Block und nach Herzoperationen, bei denen durch eine Traumatisierung des Reizleitungssystems ein Block resultiert, werden diese Verfahren angewendet. Aber auch medikamentös, ischämisch oder physikalisch ausgelöste Reizleitungsstörungen sind Indikationsgebiete für eine künstliche Herzreizung. Bei organischen Veränderungen am Herzen, die mit einer atrioventriculären Reizleitungsunterbrechung einhergehen, sind die Verfahren der Herzstimulation in der inneren Medizin und in der Chirurgie eine wertvolle therapeutische Maßnahme. Wird dort vornehmlich auf intravenösem Wege die Stimulation des Herzens erzeugt, so bleibt die direkte Erregung durch Implantation der Elektroden am Myokard der Chirurgie vorbehalten (Abb. 7). In Notfällen kann über eine Oesophagussonde oder mit einer Stichelektrode (Abb. 8), wie sie von uns bereits 1954 angegeben wurde, die elektrische Stimulation des Herzens durchgeführt werden.

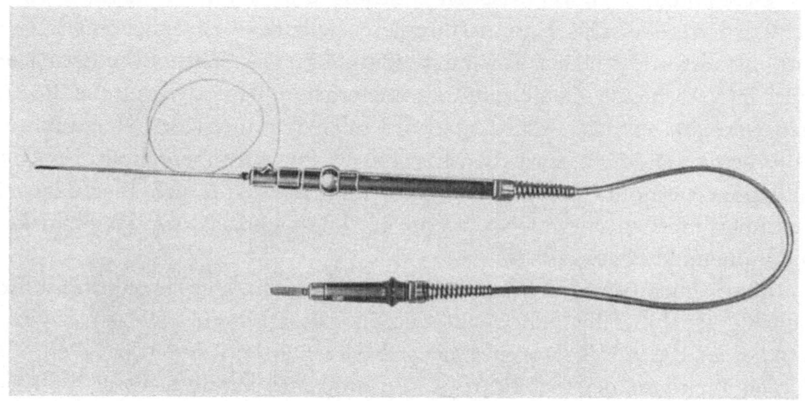

Abb. 8: Stichelektrode zur elektrischen Stimulation des Herzens.

Die hier kurz aufgezeigten zirkulatorischen Probleme, meine Damen und Herren, können bei der Intensivpflege nicht genug berücksichtigt werden, weil die rechtzeitige Erkennung und Behandlung dieser Störungen fast immer über das Schicksal unserer Patienten entscheidet.

Literatur

Bender, F., H. D. Reploh u. N. Kojima: Med. Klin. 60, 685 (1965).
Burn, J. M. B. u. J. A. Monro: Med. Journal 41, 120 (1965).
Castellanos, A., L. Lemberg u. E. J. Fonseca: Amer. Heart J. 70, 5, 583 (1965).
Hurst, J. W., E. A. Paulk, H. D. Proctor u. H. C. Schlant: Amer. J. Med. 37, 728 (1964).
Just, O. H.: Anaesthesist 6, 143 (1957).
— u. K. Ibe: Chirurg 4, 29, 157 (1958).
— Langenbecks Arch. Klin. Chir. 308, 295 (1964).
— u. H. Lutz: Monatsk. f. d. ärztl. Fortbildung 2, 83 (1966).
Lemberg, L., A. Castellanos, J. Swenson u. A. Cosselin: Circulation 30, 163 (1964).
Lown, B.: Mod. Conc. Cardiovasc. Dis. 33, 863 (1964).
—, M. G. Perlroth, S. Kardebey, T. Abe u. D. E. Harken: New Engl. I. Med. 269, 325 (1963).
Lutz, H.: In Just, Lutz: Genese und Therapie des hämorrh. Schocks. Thieme, Stuttgart (1966).
Oram, S., J. P. H. Davies, J. Weinbren u. P. Taggart: Brit. Heart J. 26, 137 (1964).
Wolter, H. H. u. H. Walter: Internist 6, 11 (1965).

Aussprache

Fuchsig (Wien): Die an der II. Chirurgischen Klinik in Wien eingerichtete Intensivpflegestation hat sich inzwischen ausgezeichnet bewährt. Kompetenzfragen zwischen dem Institut für Anaesthesiologie und den Chirurgen spielen bei uns keine Rolle, obwohl wir mit einer strengen hierarchischen Tradition belastet sind. Herr WIEMERS hat alles bestätigt, was wir erarbeitet haben. Das Schwesternproblem ist groß. Soll man wirklich einen neuen Stand von „Intensivpflege-Schwestern" fordern? Nur wenn dann keine neuen Kompetenzfragen entstehen.

Mir als Klinikleiter liegt die Ausbildung der Ärzte besonders am Herzen. Die jungen chirurgischen Assistenten wollten zunächst nicht auf der Intensivstation arbeiten. Jetzt sehe ich, wenn meine Oberärzte an einem großen Krankenhaus vertreten müssen, daß sie allen anderen überlegen sind. Man kann heute niemanden mehr einen chirurgischen Facharzt nennen, der nicht ausgebildet ist in der Intensivpflege. Wir erleben dadurch früher nicht gekannte Erfolge, und bei aller Funktionsteilung immer engeres kollegiales Zusammenleben und Harmonisieren.

Auf die Frage von **Müller-Plettenberg** nach den Kosten einer derartigen Überwachungsanlage stellte **Schülke** (Frankfurt) fest, daß ein derartiges Überwachungsgerät mit allen Anschlüssen usw. ca. DM 30000,— erfordert.

Gasstoffwechsel und Elektrolyte

Von **H. Harms**

Aus der Kreislaufabteilung der II. Medizinischen Klinik und der Chirurgischen
Klinik der Universität Hamburg

Dieses Referat befaßt sich nach Rücksprache mit dem Herrn Vorsitzenden nicht mit speziellen Problemen der Elektrolyt- und Blutgasanalysen, über die an anderer Stelle ausführlich berichtet wurde, sondern mit den eigenen Erfahrungen über die Rolle dieser Verfahren im Rahmen der Intensivpflege, so wie sie sich aus der Entwicklung an unseren Kliniken in Hamburg und aus der Diskussion mit Kollegen an kleineren Häusern ergeben haben.

In der Mehrzahl der Intensivbehandlungsfälle einer chirurgischen Klinik sind Untersuchungen der Blutgase, des Säuren-Basen-Haushaltes und der Elektrolyte unbestritten lebensnotwendig.

Die Indikation zur Analyse stellt prinzipiell der behandelnde Arzt. Dieser sollte, wie bei allen Laboruntersuchungen, Möglichkeiten, Grenzen und Aussagekraft der Laborergebnisse kennen. Aus pathologischen Blutgas- und Elektrolytbefunden ergeben sich bei den Intensivbehandlungsfällen oft unmittelbare Konsequenzen:

1. Was ist die pathophysiologische Ursache und wie kann sie gegebenenfalls weiter differenziert werden?

2. Welche Maßnahmen sind erforderlich?

3. Nach welcher Zeit ist die nächste Untersuchung notwendig?

Ideal ist es, wenn Labormethoden und Intensivpflege unter der Verantwortung *eines* Arztes durchgeführt werden. Während des Aufbaus einer Intensivpflegestation ist diese Einheit im allgemeinen gegeben, weil der die Intensivbehandlung betreibende Arzt auch zwangsläufig die Notwendigkeit der Labormethoden erkennt.

Mit zunehmender Zahl der Intensivbehandlungsfälle erfolgt dann eine nicht zu vermeidende, zwangsläufige Teilung in die Verantwortung für Laboruntersuchungen und Intensivbehandlung.

An Hand des Krankengutes der Chirurgischen Universitäts-Klinik Hamburg der Jahre 1964/65 sollen nachfolgend Vorstellungen über Häufigkeit von Elektrolyt- und Blutgasuntersuchungen bei Intensivpflegefällen sowie über Ausbildungs- und Organisationsfragen vermittelt werden.

Tab. 1 gibt die Häufigkeit der Intensivbehandlungsfälle an der Chirurgischen Universitäts-Klinik Hamburg wieder. Von 5358 Patienten mußten nach größeren Eingriffen 756 Patienten (= 14%) länger als 12 Stunden auf der Intensivpflegestation behandelt werden. Nach Unfällen, Vergiftungen, Wiederbelebungen usw. mußten weitere 461 Kranke dort verbleiben. Von 1217 Intensivbehandlungsfällen waren also 62% postoperativ und 38% posttraumatisch usw. bedingt.

Tabelle 1. *Chirurgische Univ-Klinik Hamburg 1964/65*

Von 5358 Pat. nach großen Operationen mußten 756 Pat. (= 14 %) intensiv behandelt werden.

Von 1217 Intensivpflegefällen
waren 756 = 62 % postop.
461 = 38 % posttraumatisch usw.

nach I. KÜGLER und K. HORATZ

89% der 756 postoperativen Intensivpflegefälle sind Kranke nach Operationen in Bauch- und Brusthöhle sowie an den großen Gefäßen.

Bei den posttraumatischen und anderen Intensivpflegefällen handelt es sich in 47% um Verunfallte, in weiteren 26% um teils nach Unfällen teils nach anderen Ereignissen Wiederbelebte.

Die Tab. 2 zeigt, daß bei 1217 Intensivpflegefällen 4950 Elektrolytuntersuchungen und 3716 Blutgasanalysen für notwendig gehalten wurden.

Tabelle 2

Chirurgische Univ.-Klinik Hamburg 1964/65
Intensivbehandlungsfälle, Elektrolyt- und Blutgasuntersuchungen

Intensivbehandlungsfalle ($n = 1217$)			Elektrolyte	Blutgase
	n	%	n	n
postop.	756	62	4950	3716
posttraumatisch	461	38		

Am häufigsten sind Blutgas- und Elektrolytuntersuchungen nach Herz- und Lungenoperationen erforderlich. Daraus darf nicht geschlossen werden, daß sich die Anwendung dieser Methoden nur auf Kliniken beschränkt, die solche Operationen durchführen. Diese Untersuchungen sind in der sog. Allgemeinchirurgie ebenso notwendig, z. B. bei Kranken, die bereits präoperativ Lungenfunktions- oder Elektrolytstörungen aufweisen, sowie bei den meisten postoperativen Komplikationen in der Abdominalchirurgie, ferner bei Schädelhirntraumen, Thoraxverletzungen und in den meisten Fällen, bei denen kürzere oder längere Respiratorbehandlung erforderlich ist.

Aus der Tatsache, daß sich der Anfall solcher Untersuchungen im Rahmen eines Klinikbetriebes nicht vorhersagen läßt und eine Prognose der Untersuchungshäufigkeit im Einzelfall unmöglich ist, ergibt sich, daß die Möglichkeit für Blutgasanalysen und Elektrolytbestimmungen Tag und Nacht gegeben sein muß.

Bei uns in Hamburg haben sich aus der praktischen Erfahrung einige Regeln ergeben:

Nach Herzoperationen mit Hilfe extrakorporaler Zirkulation werden in allen unkomplizierten Fällen am Operationstag dreimal Blutgase und Elektrolyte analysiert. Am 1. bis zum 3. oder 4. postoperativen Tag werden dieselben Untersuchungen morgens wiederholt.

Nach Lungenoperationen führen wir etwa 4 Stunden nach Beendigung des Eingriffes Blutgasanalysen und Elektrolytuntersuchungen durch. Bei Normalbefunden erfolgt die zweite Untersuchung am nächsten Morgen.

Bei allen Patienten mit präoperativen Lungenfunktionsstörungen werden unabhängig von der Art des Eingriffes am Operationstag Analysen durchgeführt.

Nach größeren Eingriffen in der Bauchhöhle werden am 1. postoperativen und den folgenden Tagen Elektrolyte untersucht.

Bei Schädelhirn- und Thoraxverletzten, Patienten im Schock, Vergifteten und Wiederbelebten werden sofort nach Einlieferung, u. U. schon während Durchführung der ersten therapeutischen Maßnahmen, Blutgase und Elektrolyte bestimmt. Bei dieser Patienten-Gruppe und allen Kranken, die über längere Zeit intensiv behandelt werden müssen, ergibt sich die Indikation zu weiteren Untersuchungen entweder aus einer Verschlechterung des klinischen Zustandes oder aus der Notwendigkeit, die Auswirkungen therapeutischer Maßnahmen zu überprüfen.

Bei der Kontrolle während Respirationsbehandlung muß unterschieden werden zwischen solchen Patienten, die bei an sich intaktem Atemapparat eine Ateminsuffizienz oder -lähmung, z. B. bei Vergiftungen oder hoher Querschnittslähmung haben, und solchen, bei denen die Ateminsuffizienz durch eine eigentliche Lungenfunktionsstörung verursacht wird, z. B. nach Thoraxtraumen oder Operationen.

Bei Kenntnis der notwendigen Konstanten kann die Respiratorbehandlung in der ersten Gruppe weitgehend mit Hilfe von Nomogrammen durchgeführt werden, wie die praktische Erfahrung mancher neurologischen Klinik beweist. Dieses Vorgehen ist in der 2. Gruppe u. E. nicht zulässig, da eine Standardbehandlung dieser Kranken unmöglich ist. Die Komponenten der Beatmung: Atemhubvolumen und -frequenz, Beatmungsdruck usw., sowie O_2-Konzentration der Inspirationsluft müssen nach den Resultaten der arteriellen Blutgasanalysen variiert werden. Dies inpliziert, daß bei der Beschaffung eines Respirators, der für die Behandlung dieser Patientengruppe vorgesehen ist, gleichzeitig entsprechende Laborgeräte zur Blutgasanalyse vorgesehen werden müssen.

Soweit es sich um Routineuntersuchungen handelt, sollte bei der Beschaffung der für die Analysen notwendigen Apparate davon ausgegangen werden, welche Größen gemessen werden müssen und welche berechnet werden können und ob Makro- oder Mikromethoden angewendet werden sollen.

Die Tab. 3 zeigt zusammengefaßt, welche Methoden und Apparaturen zur Bestimmung der Blutgase und Elektrolyte notwendig sind.

Tabelle 3

Meßwerte	Methoden	Apparate		Kosten
		Makromethoden	Mikromethoden	
Sauerstoff-sättigung	Transmissions- oder Reflexions-oxymetrie	Beckman-Photometer Typ B und Nahas-Küvetten Nac 11 AO-Oxymeter u. a.	Sauerstoffsätti-gungsmesser OSM 1, Radiometer	4000,— bis 7000,—
pH Kohlen-säuredruck Standard-bikarbonat	pH-Messungen in aktuellen u. äquilibrierten Blutproben. Berechnung von pCO_2 und Standard-bikarbonat	Glaselektrode (Einstabmeß-kette), Tono-meter zum äquilibrieren, Thermostat	Astrup-Gerät	2500,— bis 11000,—
Hämatokrit	Zentrifugieren	Wintrobe-Röhrchen Christ-Zentri-fuge	Kapillaren Hawskley-Zentrifuge	1000,— bis 4000,—
Elektrolyte	Flammen-photometrie (Na, K, Ca)	Flammenphotometer		7000,—
		ml-Technik	μl-Technik	
	Titration (Cl) Coulometrisch (Cl)	Büretten EEL-Chlorid-meter		150,— 2600,—
ferner: Zylinder mit Gasgemischen, Scholander-Apparatur zur Analyse von Gasgemischen, Glassachen, Waage.				17250,— bis 31750,—

Die übliche Untersuchung der Blut- und Urinelektrolyte erfolgt im allgemeinen mit der Flammenphotometrie bzw. durch Titration oder Coulometrie. Die im Urin ausgeschiedenen Elektrolytmengen werden berechnet. Neben den bekannten Makromethoden sind Mikromethoden angegeben, die für die Bestimmung von Natrium und Kalium insgesamt 50 μl Serum erfordern. Hierfür können die Blutentnahmen aus Ohrläppchen, Fingerbeere oder Ferse erfolgen. Die Mikromethode ist für Säuglinge unerläßlich und für Kleinkinder empfehlenswert.

Etwaige Pipettierfehler wirken sich bei der notwendigen Verdünnung des Serums wegen der kleinen Ausgangsvolumina stärker aus. Infolge des kleinen Endvolumens ist die Verstäubungszeit am Flammenphotometer so verkürzt, daß die Ablesung des Galvanometerausschlages nach 20 sec erfolgen muß.

Bei der Bestimmung und Berechnung der Blutgase liegen die Verhältnisse etwas komplizierter. Für die Zwecke der Intensivbehandlung ist es nicht unbedingt erforderlich, den Sauerstoffdruck zu messen. Die verschiedenen Verfahren hierfür erfordern die Aufstellung von Blut- oder Gaseichkurven und sind vergleichsweise zeitraubend. Nach unseren Erfahrungen genügt es durchaus, die Sauerstoffsättigung zu bestimmen.

Wir haben früher mit der Transmissionsmethode unter Verwendung von Nahas-Küvetten (Typ NaC 11) mit dem Beckman-Photometer (Typ B) die Sauerstoffsättigung gemessen und haben das Verfahren beim Vergleich mit van-Slyke-Analaysen und Sauerstoffdruckmessungen auch im venösen Bereich als zuverlässig gefunden. Die Methode ist jedoch zeitraubend und macht Nacheichung erforderlich beim Lampenwechsel am Photometer.

Genauso zuverlässig, aber erheblich einfacher und schneller, ist die Bestimmung der Sauerstoffsättigung nach der Reflexionsmethode, z. B. mit dem AO-Oxymeter[1] möglich. Wir verwenden diese Methode seit $1^1/_2$ Jahren. Bei Säuglingen und Kleinkindern benutzen wir seit kurzem ein Oxymeter[2] der Fa. Radiometer, das nach dem Transmissionsverfahren arbeitet. Für eine Einzelanalyse sind 50 μl Blut erforderlich. Inwieweit sich diese Methode in der Praxis bewährt, muß abgewartet werden.

Die Ermittlung von pH, Kohlensäuredruck und Standardbikarbonat ergibt sich aus den Beziehungen der Henderson-Hasselbalch-Gleichung. Wir messen den aktuellen pH-Wert bei 37° C entweder mit der Glaselektrode und einem Knick-pH-Meter oder mit dem Astrup-Gerät. Nach Äquilibrierung des Blutes mit einem oder zwei Gasgemischen mit bekanntem Kohlensäuredruck wird das pH der äquilibrierten Blutprobe gemessen. Auf diese Weise wird eine pH-pCO_2-Kurve gewonnen, bei Äquilibrieren mit zwei Gasgemischen direkt (Astrup), bei Äquilibrieren mit einem Gasgemisch

---

[1] AO-Oxymeter Modell 10800 „Hellige Oxymeter".
[2] Sauerstoffsättigungsmesser Typ OSM 1, Radiometer Kopenhagen.

mit Hilfe des Henderson-Nomogrammes unter Berücksichtigung der Sauerstoffkapazität. Wir bevorzugen das zweite Verfahren und haben uns zur Vereinfachung eigene Nomogramme angefertigt.

Die gezeigte Aufstellung stützt sich ausschließlich auf unsere Erfahrungen und erhebt keinen Anspruch auf Vollständigkeit. Man sieht, daß die Minimalkosten etwa 18000.— DM betragen.

Obwohl die Analyse von Blutgasen und Elektrolyten in der Intensivpflege nicht zu entbehren ist, werden bis heute die medizinisch-technischen Assistentinnen in ihrer Ausbildungszeit allenfalls in der Bestimmung der Elektrolyte unterwiesen. Das bedeutet, daß die Ausbildung dieser Mitarbeiterinnen in den Kliniken erfolgen muß. An den kleineren Krankenhäusern sind häufig genug Unkenntnis der blutgasanalytischen Methoden von Ärzten und medizinisch-technischen Assistentinnen ein entscheidendes Hindernis für die Einführung solcher Untersuchungen. Dabei ist die Einarbeitung in diese Methoden einfacher und schneller möglich als beispielsweise in fermentchemische Verfahren.

Genau so wichtig wie die Einarbeitung in die Methoden, ist die Kenntnis bestimmter Voraussetzungen und Zusammenhänge, wie z. B. der Temperaturabhängigkeit des pH-Wertes oder die Notwendigkeit, die Eichgasgemische selber zu analysieren, statt sich auf Lieferantenangaben zu verlassen. So wie für die Ausbildung der MTA gilt auch für die Ausbildung der Medizinstudenten und Ärzte, daß sie über Bestimmungsmethoden, Normalwerte und pathophysiologische Abweichungen bei Elektrolyten wenig und bei Blutgasanalysen so gut wie nichts erfahren.

In unser Labor neu eintretende technische Assistentinnen werden von ihren Kolleginnen unter unserer Aufsicht eingearbeitet und sind in der Regel nach 6 Wochen in der Lage, die erwähnten Methoden selbständig durchzuführen.

In der Intensivpflege tätige Ärzte sollten einen Teil ihrer Ausbildungszeit für die Erlernung der Methoden verwenden. Nichts fördert mehr das Verständnis für die Aussagekraft der Methoden und die pathophysiologischen Zusammenhänge als die praktische Beschäftigung damit.

Wie eingangs ausgeführt, sind Elektrolytbestimmungen und Blutgasanalysen Tag und Nacht erforderlich. Die dazu notwendige Organisation ist an einer großen Klinik verhältnismäßig leicht durchzuführen. So haben wir in Hamburg ein Team von 8 medizinisch-technischen Assistentinnen aus der Chirurgischen, der II. Medizinischen Klinik und der Anaesthesieabteilung ununterbrochen für Elektrolytbestimmungen und Blutgasanalysen zur Verfügung stehen. Darüber hinaus haben diese Mitarbeiterinnen noch andere Aufgaben, vor allem bei Lungenfunktionsprüfungen, Herzkatheteruntersuchungen und Herzoperationen zu erfüllen.

An einem kleineren Haus sollten Blutgasanalysen und Elektrolytuntersuchungen im Rahmen des Routinelabors durchgeführt werden.

Bei der Einrichtung von Intensivpflegestationen sind die Krankenhausträger wohl bereit, Respiratoren und Monitoren zu beschaffen und allenfalls einen Schichtdienst für Schwestern einzurichten. Diese Maßnahmen sind jedoch ohne entsprechende Möglichkeiten kontinuierlich gewährleisteter Laboruntersuchungen unvollständig. Genau so wenig wie die Höhe des Blutzuckergehaltes beim Diabetiker sicher mit Hilfe des klinischen Blickes erfaßt werden kann, ist dies für Blutgasanalysen und Elektrolyte möglich.

Zur blutgasanalytischen Überwachung schwer Schädelverletzter

Von **K. Steinbereithner**

Aus dem Institut für Anaesthesiologie der Universität
(Vorstand: Prof. Dr. O. MAYRHOFER)
und der Intensiv-Pflegestation der I. Chir. Univ. Klinik
(Vorstand: Prof. Dr. P. FUCHSIG) in Wien

Aus der Vielzahl wohlbegründeter Indikationsgebiete für laufende blutgasanalytische Untersuchungen verdient die Gruppe der schweren Schädeltraumen besonders hervorgehoben zu werden. Dies nicht nur deshalb, weil sie – zumindest im eigenen Krankengut – ein Viertel aller Patienten einer Intensiv-Pflege- bzw. Behandlungsstation umfaßt, sondern auch wegen der Bedeutung der erhobenen Befunde für Verlaufsbeurteilung, Prognose, Therapie usw. – Wir müssen uns hier allerdings auf einige besonders wesentlich erscheinende Gesichtspunkte beschränken, welche

a) die chronische Hypoxämie und

b) die sogenannte „zentrale Hyperventilation"

betreffen, wobei an Hand von Meßergebnissen im Liquor auch der Versuch einer causalen Deutung zu unternehmen sein wird.

a) Wie schon an anderer Stelle gezeigt (STEINBEREITHNER 1965, 1966) besteht bei Schädelverletzten in der Regel eine erhebliche Senkung des arteriellen O_2-Druckes, die für lange Zeit nach dem Trauma bestehen bleiben kann. Auf diese allgemeine Hypoxydose nach Schädeltraumen haben an dieser Stelle 1964 FROWEIN u. Mitarb. hingewiesen, wobei sie betonten, daß als kritische Höhe des arteriellen Sauerstoffdrucks ein Wert von 70 mm Hg zu gelten habe. Tritt trotz Sauerstoffzufuhr keine pO_2-Erhöhung ein, so kann auch nach unseren Erfahrungen (STEINBEREITHNER 1965a, b) dauerndes Überleben nicht erwartet werden.

Die Ursache der Hypoxämie dürfte, wofür eigene Untersuchungen sprechen, in einer erhöhten Beimischung von schlecht arterialisiertem Kurzschlußblut liegen. Dieser „Shunt" wird begünstigt durch eine Anämie (FREEMAN und NUNN) zentraler Genese nach Schädeltraumen, ferner durch jenen pathologischen Atemtyp, den FROWEIN als „Maschinenatmung" bezeichnet, wobei das Regulativ des „Tiefatmungsreflexes" (deep breaths) verloren geht (LAVER u. Mitarb.). – Andere Faktoren (wie Aspiration, Präödem oder Überwässerung, vgl. FROWEIN u. Mitarb., FRANKE u. a.) als ursächlich anzunehmen, halten wir nicht für angebracht, da gerade die laufende pO$_2$-Messung eindrucksvoll das Auf und Ab des klinischen Krankheitsverlaufes wiederspiegelt. Bezüglich chronischer Anpassungsvorgänge wird noch zu referieren sein.

Derzeit ist unseres Erachtens die pO$_2$-Messung nur im arteriellen Blut zu empfehlen, da die Mikromethoden noch zu wenig verläßlich sind. Aus Druckwerten im zentralen Venenbereich (vergleiche Harms und Rodewald) ließen sich uns für diesen Patientenkreis keine verwertbaren Aussagen gewinnen!

b) Mit dem besprochenen Erscheinungsbild eng gekoppelt ist ein Phänomen, das man mit Plum und Swanson als „zentrale neurogene Hyperventilation" bezeichnen kann. R. A. Frowein, Huang u. Mitarb. und auch wir selbst konnten zeigen, daß Hyperventilationsalkalose bei Schädel-Hirn-Verletzten regelmäßig auftritt und gleichfalls wochenlang bestehen bleiben kann. – Wie wir an anderer Stelle ausführten, bedingt diese chronische Hyperventilation gelegentlich schwere metabolische Entgleisungen mit eventuell tödlichem Ausgang im Sinne des sogenannten „Hyperventilationssyndroms" (auf Einzelheiten dieses Problems können wir nicht eingehen, die Wichtigkeit laufender Blutgasanalyse und Elektrolytbestimmungen zur Prophylaxe schwerer Störungen sei jedoch unterstrichen).

Gehen wir nun den Ursachen dieses Symptomenkomplexes nach, so ist einmal darauf hinzuweisen, daß nach Cohen im hinteren Diencephalon und oberen Mittelhirn – also den Bereichen, die beim Schädeltrauma besonders störungsanfällig sind – ein Steuerungssystem gelegen ist, welches die Atemfrequenz erhöht. Ferner ist bekannt, daß ein Absinken des Sauerstoffdrucks unter 80 mmHg Hyperventilation auslöst (auf die antagonistischen Effekte einer Senkung von pCO$_2$ und der reduzierten Sauerstoffspannung auf die Gehirndurchblutung können wir nicht näher eingehen).

Wir versuchten (unveröffentlichte Untersuchungen gem. mit Wagner) einer Klärung der tatsächlichen Verhältnisse dadurch näher zu kommen, daß wir pO$_2$ und Säure-Basen-Parameter gleichzeitig im arteriellen Blut, im Erythrozyten als Zellmodell (Gleichmann u. Mitarb.) sowie im Liquor bestimmten. – Dabei ergab sich einmal (s. Tab.), daß die Sauerstoffspannung im Liquor trotz arterieller Hypoxämie nicht auf unterkritische Werte absinkt. Da nach Bloor u. Mitarb. der pO$_2$ des Liquors mit dem Gehirn im Gleichgewicht steht, dürfte also (wofür auch direkte pO$_2$-Messungen in der grauen Substanz von Cater u. Mitarb. sprechen) der Sauerstoffgehalt des Gehirns ausreichend sein.

Ferner ließ sich zeigen, daß das pH des Liquors trotz Hyperventilationsalkalose fast normal blieb, was auf eine Reduktion des Bicarbonats (vgl. Semple) zurückzuführen ist. – Auffällig war schließlich, daß – abgesehen vom pCO$_2$ – sich die Liquorwerte stark dem intracellulären Meßgrößen nähern, was einen indirekten Schluß auf intracerebrale Verhältnisse nahelegt. Trotz Sauerstoffuntersättigung und Hypokapnie wird scheinbar eine weitgehende Konstanz der Aciditätsverhältnisse im Liquor – und wohl auch im Gehirn – aufrecht erhalten.

Die mitgeteilten Beobachtungen stimmen nun in vieler Hinsicht (pO$_2$, Hyperventilation, Elektrolytveränderungen) mit Befunden überein, wie sie bei Höhenakklimatisation erhoben wurden. Es sei etwa auf die Arbeiten von DILL u. Mitarb., KELLOG, PAULI (der besonders die sog. „Resthyperventilation" nach Höhenbelastung hervorhebt) und die jüngsten Liquoruntersuchungen, welche MITCHELL u. Mitarb. vorlegten, hingewiesen.

Zusammenfassend müssen wir also annehmen, daß das posttraumatische Hirnödem respiratorische Veränderungen setzt, die jenen des Höhenversuches gleichen, deren Genese aber nicht völlig geklärt ist. Ihre faßbaren Ausprägungen sind Sauerstoffmangel im Blut und Hyperventilationsalkalose. Da trotz dieser schweren Entgleisung die Verhältnisse im Liquor (und wahrscheinlich im Gehirn) gegenregulatorisch normalisiert werden, stellt sich anscheinend ein neuer hypoxisch-hypokapnischer Gleichgewichtszustand ein. Diese Verschiebung eines zentralen Regelsystems kann durch Wochen bestehen bleiben und ist therapeutisch kaum oder nur schwer beeinflußbar. Daher ist eine kontinuierliche Überwachung des Verhaltens von Blutgasen und Säure-Basen-Parametern von großer klinisch-praktischer Bedeutung, um lebensbedrohende Entgleisungen rechtzeitig erkennen und ihnen – soweit möglich – auch vorbeugen zu können.

Klinische Nebenwirkungen THAM-haltiger Plasmaexpander

Von **G. Retzlaff** und **K. Hutschenreuter**

Aus dem Institut für Anaesthesie
(Direktor: Prof. Dr. K. Hutschenreuter)
der Universitätskliniken Homburg-Saar

Bei Infusionen von Tris-Puffer-haltigen Lösungen ist klinisch besonders mit folgenden Komplikationen zu rechnen.
1. Venenschäden, 2. Atemdepression, 3. Hyperkaliämie und 4. Hypoglykämie.

In einer Versuchsreihe haben wir zu objektivieren versucht, inwieweit trishaltige Plasmaexpander diese Nebenwirkungen hervorrufen. Unsere

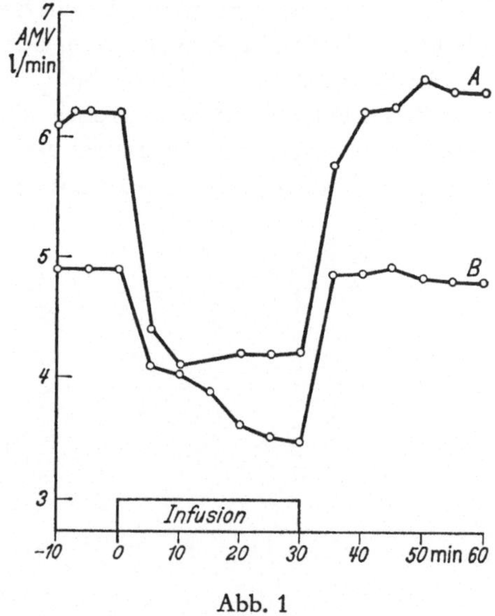

Abb. 1

Aufmerksamkeit galt dabei unter anderem der Atmung. Als Versuchspersonen dienten kreislaufgesunde Erwachsene, denen eine postoperative Verlängerung der Halothan-N_2O/O_2-Narkose mit Spontanatmung um etwa eine Stunde zugemutet werden konnte (Abb. 1). Diesen Patienten haben wir innerhalb 30 min 500 ml 10%iges niedermolekulares Dextran infundiert, entweder mit einem Zusatz von 0,3 Mol/l Tris-Puffer oder mit einem Zusatz von 0,3 Mol/l Tris + 5% Mannit. Sofort nach Infusionsbeginn kam es bei allen zehn untersuchten Kranken zu deutlicher Einschränkung der Spontanatmung mit einem Abfall des Atemminutenvolumens um maximal 40% gegenüber dem Ausgangswert. Die Atemdepression konnte während des Versuches durch Abstellen der Infusion innerhalb einer Minute rückgängig gemacht werden. Am Ende der Infusion klang sie sofort spontan ab. Die Beeinträchtigung der Spontanatmung durch Tris-Puffer ist demnach einzig und allein von der Dosis pro Zeiteinheit abhängig. Die Infusionsdauer von 150 mMol Tris-Puffer, d. h. 500 ml der 0,3 molaren Lösung, sollte wenigstens 60 min betragen. Bei Einhaltung dieser Regeln haben wir bei den beiden erwähnten THAM-haltigen Plasmaersatzlösungen keine ernsthafte Atemdepression beobachten können. Klinisch wichtig erscheint die Forderung, bei Schnellinfusionen von Dextran keine Kombinationspräparate mit Tris-Zusatz zu verwenden, sondern die Pufferlösung im Nebenschluß entsprechend langsam eintropfen zu lassen. Sonst muß es zwangsläufig zur Atemdepression kommen, die beispielsweise bei Schockierten deletäre Folgen haben würde, sofern nicht künstlich beatmet wird. Venenschäden in Form von Phlebitiden und Periphlebitiden haben wir nur bei Patienten mit ausgesprochen schlechten Kreislaufverhältnissen gesehen. Die beiden anderen Nebenwirkungen, Hyperkaliämie und Hyperglykämie kann man unserer Meinung nach praktisch vernachlässigen. Absolut im Vordergrund steht die Gefahr der Atemdepression durch zu rasche Infusion.

Die Bedeutung des EEG-Befundes im Rahmen der Intensivbehandlung

Von **W. Bushart** und **P. Rittmeyer**

Aus der Anaesthesieabteilung des Universitäts-Krankenhauses Hamburg-Eppendorf (Leiter: Prof. Dr. K. Horatz) und der Neurologischen Universitätsklinik (Direktor: Prof. Dr. Dr. R. Janzen)

Die Elektroencephalographie besitzt als klinische Routineuntersuchung einen festen Platz in verschiedenen Fachgebieten, so in der Neurologie, Psychiatrie, Pädiatrie und Anaesthesiologie. Bark hat auf ihre Bedeutung auf anaesthesiologischem Fachgebiet frühzeitig hingewiesen. Sie bildet außerdem ein wichtiges Instrument der neurophysiologischen Grundlagenforschung. Die Anaesthesiologie ist aus der Beschäftigung mit hirnstoffwechselwirksamen Drogen auf diese Untersuchungsmethode verwiesen. Oft bietet die Elektroencephalographie die einzige, außerdem für den Untersuchten ungefährliche Möglichkeit für eine Verlaufsüberwachung in Fällen, in denen die gestörte Hirnfunktion quantitativ und – soweit möglich – qualitativ erfaßt werden soll. Voraussetzung für ihre Anwendung ist die Kenntnis des Aussagewerts der Methode, die Erfahrung erfordert. Grenzen und Möglichkeiten sind hinreichend in der Literatur erörtert. Hier können wir uns mit dem Hinweis darauf beschränken, daß bei der Ableitung von der Kopfschwarte nur die örtlich entstehenden Potentiale aus einem Gebiet von etwa 6 cm Durchmesser je Elektrode registriert werden und deren Abänderung durch neuronale sowie humorale Einflüsse. Subkortikale Strukturen werden – wenn überhaupt – nur indirekt erfaßt, z. B. auf dem Wege über ein aus ihnen kommendes Steuerungsprinzip.

Das im EEG registrierte Makropotential ist ein nicht weiter auflösbares Summationspotential, geliefert wahrscheinlich von den Wechselspannungen der apikalen Dendritenschicht der Hirnrinde (Abb. 1).

Erst in jüngerer Zeit wendet sich die Forschung auch der Gleichspannung der Hirnstrukturen zu, dem sogenannten Bestandspotential (Abb. 1, e). Ableitungen direkt vom Cortex des Tieres erbringen eindeutige Ergebnisse. Der klinischen Aufzeichnung der Gleichspannung vom unverletzten Skalp dagegen stellten sich bislang unüberwindliche Hindernisse entgegen. Neben anderen Faktoren kann der unberechenbare Hautwiderstand eine genügend sichere Abgrenzung des Gleichspannungspotentials des Hirns vereiteln. Dank intensivem Bemühen, das sich über mehrere Jahre erstreckt, ist es gelungen, einzelne klinisch auswertbare Anwendungsmöglichkeiten auch der Gleichspannungsuntersuchung zu erschließen (Bushart).

Wir verfügen inzwischen über eine längere Erfahrung im Einsatz des EEG auf der Intensivbehandlungsstation auch bei langfristigen Verlaufsüberwachungen. Gerade auf der Intensivbehandlungsstation ist eine nicht unbeträchtliche Anzahl von Patienten mit primären und sekundären Hirnschädigungen reversibler und irreversibler Natur anzutreffen. Häufig be-

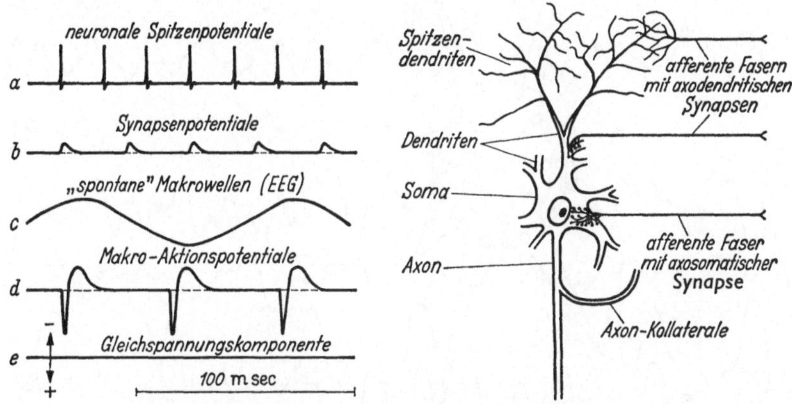

Abb. 1: Schematische Darstellung der verschiedenen bioelektrischen Grundphänomene des Zentralnervensystems und eines Neurons mit axosomatischen und axodendritischen Synapsen. Die Dauer der einzelnen Neuronenentladung (Alles- oder Nichts-Entladung) (a) beträgt etwa 1 msec, die Entladungsdauer der Synapsenpotentiale (b) beginnt bei etwa 10 msec, die Dauer der Makroaktionspotentiale (Dendritenpotentiale) erstreckt sich von etwa 20 msec bis etwa 2 sec. (d), sie entspricht den EEG-Frequenzen, für deren Entstehung die Neuronenaktivität keine wesentliche Rolle spielt (nach CASPERS).

drängt den Arzt die Frage nach Schweregrad und Prognose der Hirnstörung oder nach der Ursache cerebraler Ausfallserscheinungen bei intra- oder postoperativen Komplikationen.

So haben wir einen zweijährigen Jungen beobachtet, der wegen einer Thoraxdeformität in Intubationsnarkose operiert worden war, regelrecht aus der Narkose erwachte und ohne zunächst ersichtlichen Grund einige Stunden später zunehmend bewußtseinsgetrübt wurde. Nach erneuter Intubation atmete er spontan reinen Sauerstoff. Die Bewußtlosigkeit wich aber nicht, der Junge blieb tief komatös, Streckkrämpfe wurden beschrieben. Das EEG am ersten postoperativen Tag (Abb. 2) zeigt amplitudenhohe träge Aktivität, ist also erheblich allgemein abgeändert, Zeichen einer epileptischen Erregung fehlen.

Der Kohlensäurepartialdruck im arteriellen Blut stieg von 80 mmHg am ersten postoperativen Tag auf 110 mmHg am folgenden Tag bei normaler arterieller Sauerstoffsättigung, ohne daß klinische Symptome einer Kohlensäurevergiftung auftraten. Eine dann vorgenommene Tracheotomie und maschinelle temporäre Hyperventilation normalisierten den Kohlensäurepartialdruck und behoben die Bewußtseinsstörung. Die scheinbaren

          W. Bushart und P. Rittmeyer

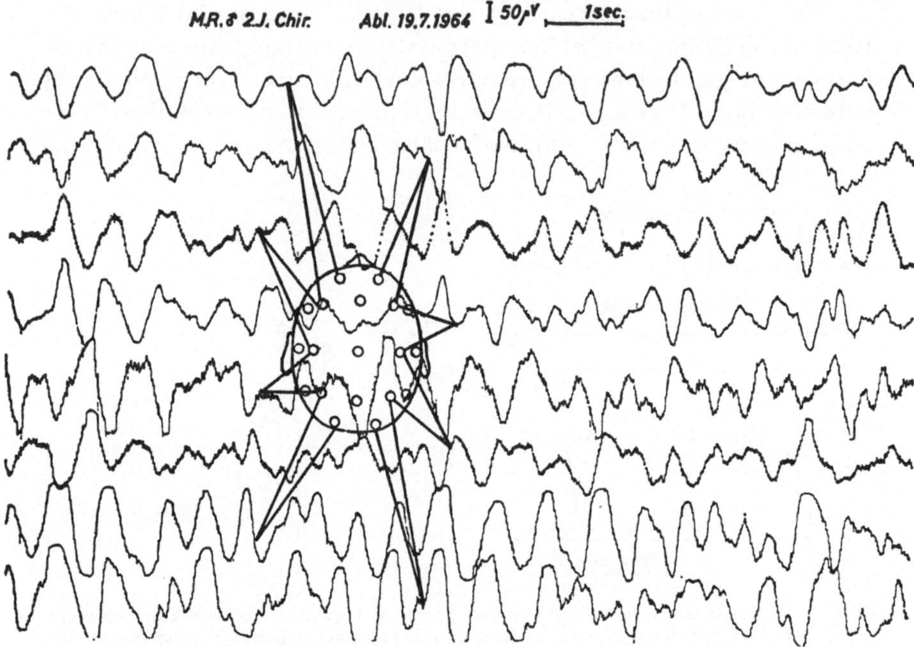

Abb. 2: Ateminsuffizienz. EEG am zweiten postoperativen Tag: Amplitudenhöhe, plumpe, generalisierte träge Aktivität um 1,5–1/sec, auch Frequenzen bis 2/sec. Kind bewußtlos.

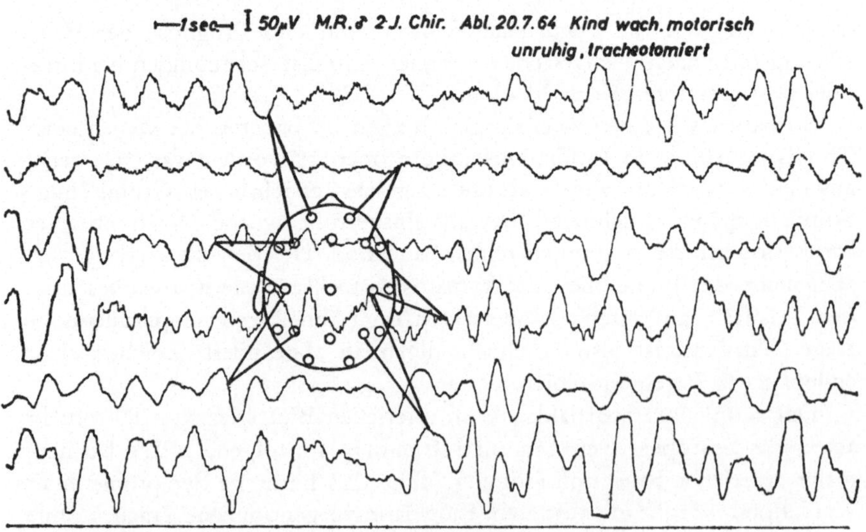

Abb. 3: EEG am dritten postoperativen Tag. Kind wieder wach. Keine wesentliche Änderung im EEG-Bild gegenüber Abb. 2.

Streckkrämpfe waren unseres Erachtens vorgetäuscht worden durch die motorische Unruhe und das Sich-Aufbäumen des bewußtseinsgestörten Kindes gegen ein Atemhindernis, nämlich die klinisch in ihrer Tragweite unterschätzte Larynxschwellung bzw. den hohen Tubuswiderstand als Ursache der zunehmenden Kohlensäurevergiftung. Trotz klinischer und blutgasanalytischer Normalisierung blieb aber der EEG-Befund auch am nächsten Tag pathologisch (Abb. 3).

MORRICE hat experimentell durch Inhalation eines kohlensäureangereicherten Gasgemisches bei Erwachsenen generalisierte amplitudenhohe träge Aktivität ausgelöst und dies erklärt durch eine Irritation eines subkortikalen Zentrums im Diencephalon oder in nächster Nachbarschaft zu höheren autonomen Zentren. Eine überdauernde Irritation eines derartigen Zentrums könnte fortbestehende EEG-Veränderungen erklären.

Selten sind die Zusammenhänge bei Blutgasverschiebungen so verhältnismäßig einfach wie bei diesem Fall, in welchem wir nur mit wenigen Faktoren für die EEG-Abänderung zu rechnen haben. Die komplizierten Zusammenhänge zwischen Ateminsuffizienz und EEG lassen eine Reihe von Fragen offen; in der Praxis jedoch hat sich uns das EEG bei der Verlaufsüberwachung von Ateminsuffizienzen bewährt.

Intraoperativ auftretende örtliche und diffuse cerebrale Hypoxien finden ihren Niederschlag u. a. auch im EEG. Wertvoll ist ein präoperatives Ausgangs-EEG, welches wir vor Herzoperationen grundsätzlich anfertigen, außerdem nach Möglichkeit auch bei älteren narkosegefährdeten Patienten.

Immer wieder stellt der Operateur bei Komplikationen während Herzoder Gefäßoperationen mit cerebralen Durchblutungsstörungen infolge anhaltender Hypotonie, Herzstillstand, korpuskulärer Embolie oder Luftembolie die Frage nach dem Ausmaß der Hirnschädigung, wobei das EEG den psychischen und neurologischen Befund ergänzt.

Auch Patienten mit porto-cavaler Shunt-Operation bedürfen der hirnelektrischen Kontrolle wegen der Gefahr der posto-cavalen Encephalopathie, für die das EEG das empfindlichste Kriterium darstellt.

Überhaupt ist das EEG ein wertvolles und nicht selten das einzige Hilfsmittel zur Erkennung endogener wie auch exogener Intoxikationen, mit denen wir auf der Intensivbehandlungsstation immer wieder einmal konfrontiert werden.

Bei der Neueinführung von Narkotika gestattet das vor, während und nach der Narkose abgeleitete EEG weit differenziertere Einblicke in die Reaktionen des Gehirns, als dies die klinische Beobachtung allein erlaubt. Von dieser Tatsache wird auf breiter Basis Gebrauch gemacht. Auf Abb. 4 sieht man z. B. die EEG-Verläufe von 22 Patienten während Epontol ®-Narkose. Das Stadium der maximalen EEG-Veränderungen deckt sich zeitlich weitgehend mit dem chirurgischen Toleranzstadium, die Gesamt-

Entwicklung der EEG-Veränderungen		Maximale EEG-Veränderungen				Rückbildung der EEG-Veränderungen						Gesamtdauer erheblicher EEG-Veränderungen
β initial	$\alpha/\beta/\vartheta$ Übergang	δ $(+ \vartheta, \alpha, \beta)$	ϑ als max. Stad. $(+ \alpha, \beta)$	Dauer der max. EEG-Veranderg.	max. Spannungshöhen in Mikrovolt	Spannungsabfall nach	ϑ/δ Übergang $(+ \alpha, \beta)$	ϑ-Dominanz $(+ \alpha, \beta)$	α-Dominanz steil, spitz, hoch $(+ \beta, \delta)$	β-Dominanz steil, spitz, hoch $(+ \alpha, \vartheta)$	fließende Normalisierung unter Wegfall von Stadien	
1–5''	1–17''	5–150''	22–240''	20–240''	50–300 μV	20–270''	10–110''	5–240''	20–300''	50–480''		90–540''
19 Pat.	21 Pat. (22. Pat. wegen Artefakt. nicht aufgef.)	19 Pat.	4 Pat.	22 Pat.	22 Pat.	22 Pat.	15 Pat.	19 Pat.	9 Pat.	14 Pat.	5 Pat. $= ^1/_4$ aller Untersuchten	21 Pat.

Mittelwert:

β initial	$\alpha/\beta/\vartheta$ Übergang	δ	ϑ	Dauer	max. Span.	Spannungsabfall	ϑ/δ	ϑ-Dominanz	α-Dominanz	β-Dominanz		Gesamtdauer
$n = 20$ 2,5''	$n = 21$ 8,5''	$n = 22$ 41''	$n = 5$ 106''	$n = 24$ 71''	$n = 22$ 140–175 μV	$n = 21$ 108''	$n = 16$ 40''	$n = 23$ 111''	$n = 8$ 122''	$n = 15$ 187''		$n = 23$ 225''

Abb. 4: Ablauf der EEG-Veränderungen bei 22 Patienten nach Gabe von Epontol® 0,75–1,0 g i.v.

dauer der EEG-Veränderungen weithin mit der Dauer der Verkehrstüchtigkeit, im Durchschnitt 4 min.

Abb. 4 (Tab. I)

Für Kurznarkotika spielt heute die Frage des Wiedereintritts der Verkehrstüchtigkeit eine überragende Rolle.

Schwere und schwerste Schädelhirntraumen bieten in mehrerlei Hinsicht Probleme:

1. Grad und Ausmaß der Hirnbeteiligung.

2. Lokalisierte Störungen, insbesondere, wenn sie sich erst im Verlaufe der Beobachtung einstellen und Zeichen einer Komplikation sein könnten.

3. Auftreten sogenannter Krampfpotentiale im EEG und die daraus sich ergebende Frage der antikonvulsiven Frühbehandlung.

4. Die aus dem EEG-Verlauf sich abzeichnende Prognose, wichtig oft für den Durchhaltewillen für die bei schweren und schwersten Fällen an sich schon schwierige Pflege.

5. Dokumentation für später auftauchende ärztliche, wissenschaftliche und gutachterliche Fragestellungen.

Der Wert des EEG ist hier neben angiographischen, echoencephalographischen und anderen Untersuchungen unumstritten.

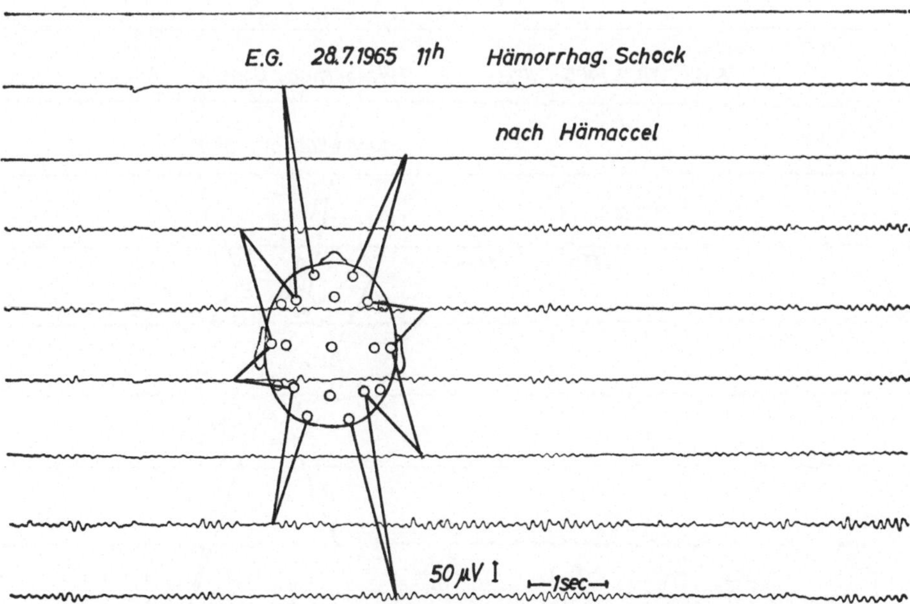

Abb. 7: EEG eines 52jährigen Mannes mit einer schweren akuten Magenblutung in erheblichem Schockzustand. Die Ableitung ist gewonnen nach Gabe von 500 ml eines 3,5 %igen Plasmaexpanders (Haemaccel) und bietet normale Alpha-Aktivität.

Grundsätzlich neue Erkenntnisse haben uns die EEG-Befunde beim sogenannten apallischen Syndrom nicht erbracht. Dank der künstlichen Beatmung, Ernährung, Erhaltung der Homoeostase, gegebenenfalls Muskelrelaxierung usw. überleben heute Hirnverletzte, die früher an den posttraumatischen Komplikationen verstorben wären.

Abb. 5 zeigt, daß von den von uns beobachteten 11 derartigen Verletzten kein einziger in seiner Persönlichkeit voll wiederhergestellt werden konnte. Man sieht aber so erstaunliche Erholungen, daß der hohe pflegerische Aufwand auch von daher gerechtfertigt ist.

Wie sich das EEG selbst nach ungewöhnlich langer Zeit noch normalisieren kann, geht aus Abb. 6 hervor.

Schwere Schockzustände unterschiedlicher Genese können durch das EEG eine prognostische Klärung hinsichtlich Reversibilität und Irreversibilität erfahren An 42 Patienten und in ausgedehnten tierexperimentellen Studien an ca. 60 Kaninchen und 18 Hunden haben wir den therapeutischen Effekt verschiedener Volumenersatzstoffe auf den Hirnstoffwechsel, wahrscheinlich auf dem Wege über die Mikrozirkulation, sichern können (Rittmeyer).

Wie aus Abb. 8 hervorgeht, hat sich das im reversiblen postoperativen Schock aufgezeichnete, zunächst weitgehend unauffällige EEG durch

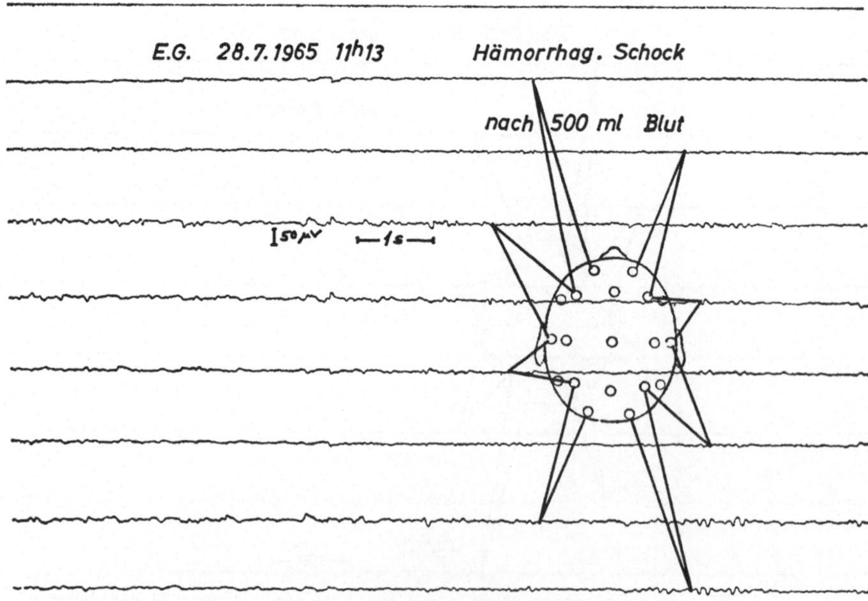

Abb. 8: EEG desselben Patienten wie Abb. 7. Es flacht sich ab und verlangsamt sich auf Schwankungen von 7–3/sec.

Transfusion von 500 ml Konservenblut verschlechtert. Durch zahlreiche gleichsinnige Ergebnisse konnten wir diesen Effekt belegen, während durch niedermolekulare Plasmaexpander, z. B. Haemaccel, bereits pathologisch gewordene EEG bis zu einem gewissen Grad des Schocks häufig vorübergehend normalisiert werden konnten (Abb. 7), sicher ebenfalls auf dem Weg über die Mikrozirkulation. Einen Verlauf im experimentell erzeugten Schock zeigt Abb. 9.

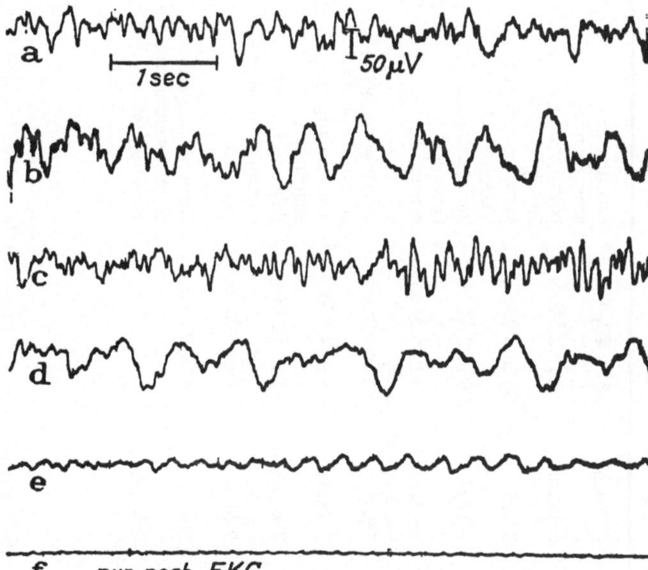

Abb. 9: Modifizierter Tourniquet-Schock (temporäre Abklemmung der Bauchaorta).
a) Kaninchen 3 Stunden nach Aortenabklemmung,
b) unmittelbar nach Freigabe der Zirkulation, das EEG hat sich verlangsamt,
c) 20 min später, Erholung des EEG, wahrscheinlich durch Kompensationsvorgänge,
d) nach 35 min, gegenüber b) stärkere Verlangsamung,
e) nach 38 min präterminale Abflachung, raschere Aktivität tritt wieder hervor, möglicherweise Ausdruck einer durch Vasoplegie verbesserten Hirndurchblutung,
f) 43 min nach der Aufhebung der Aortenabklemmung. Elektrische Stille über der Hirnrinde, rasch gefolgt vom klinischen Tod.

Über die prognostische Bedeutung des EEG-Befundes bei Wiederbelebten haben wir mehrfach berichtet[1]. Selbst aus der schwersten Störung der Rindentätigkeit, nämlich elektrischer Stille, kann Erholung erfolgen.

Dem vielfältigen, differenten anatomischen und pathophysiologischen Substrat entsprechen die unterschiedlichen EEG-Veränderungen bei den einzelnen Untersuchten; das EEG kann sich sogar normalisieren bei fortbestehendem apallischen Zustand wie in Fall 5 (Abb. 5). Dies scheint sich

[1] EEG-Kongreß Stuttgart 1964, Anaesthesie-Kongreß Zürich 1965.

Nr.	Name	Alter	Unfall	Beob.-Zeit ca.	1. EEG nach	insges. EEG	letzter EEG-Befund	klinisch
1	O. G.	5 J.	14. 10. 65 28. 11. 65 +	$1^1/_2$ Mon.	1 Woche	3 in $4^1/_2$ Wo.	Störung re., sonst normal	abkling. apall. Syndrom Exit. d. akut. Stat. epil.
2	I. K.	4 J.	22. 5. 62	$3^1/_2$ J.	3 Jahre	3 in 2 Mon.	path. gesteig. Erreg. Foc. li.	Absencen psych. Restsyndrom.
3	A. I.	5 J.	1. 7. 65 noch stat.	$8^1/_2$ Mon.	3 Std	35 in 8 Mon.	path. gest. Erreg. wechs. Foci	posttraum. Epilepsie Apallisches Syndrom.
4	H. B.	16 J.	21. 3. 65 26. 6. 65 +	3 Mon.	1 Tag	8 in 2 Mon.	gering allgem. verändert	psych. Restsyndrom, Exit. d. akute Blutung.
5	R. D.	18 J.	1. 9. 64 noch stat.	$1^1/_2$ J.	im 1. $^1/_4$ /J. im Ausland	3 in 6 Mon. hier	normal	abkling. apall. Syndrom Kontrakturen.
6	P. K.	21 J.	23. 7. 63	$2^1/_2$ J.	$1^1/_2$ J.	3 in 4 Mon.	Störung re., ger. allgem. verändert	psych. Restsyndrom Hemiparese li.
7	W. R.	21 J.	8. 10. 65	2 Mon.	2 Tagen	6 in 7 Wo.	deutlich allgem. abgeändert	Kontusionspsychose, jetzt abgeklungen.
8	H. M.	24 J.	24. 4. 62	4 J.	7 Wochen	5 in 10 Mon.	Störung li., ger. allgem. veränd.	psych. Restsyndrom Körperschwäche.
9	D. St.	24 J.	28. 5. 64	$1^3/_4$ J.	2 Mon.	8 in 5 Mon.	ger. allgem. verändert	psych. Restsyndrom.
10	G. v. O.	48 J.	21. 10. 62	$3^1/_2$ J.	$2^1/_2$ Mon.	6 in 23 Mon.	Störung li., ger. allgem. verändert	psych. Restsyndrom Kontrakturen.
11	M. S.	49 J.	16. 7. 63 + 2. 2. 64	5 Mon.	$1^1/_2$ Mon.	1	pathologisch	sog. apall. Syndrom.

+ letaler Ausgang.

Abb. 5: Übersicht über unser Krankengut mit sogenanntem apallischen Syndrom während der Jahre 1962 bis 1965 (nur Verletzte mit EEG-Untersuchung berücksichtigt). Ein Verlaufsbeispiel zeigt Abb. 6.

zwar der Auffassung einzufügen, daß das apallische Syndrom, gekennzeichnet durch Wachheit bei fehlendem Kontakt zur Umwelt, durch eine Dissoziation zwischen der Leistung der Hirnrinde und jener des Hirnstamms hervorgerufen wird, wobei die Rinde intakt sein kann; doch wird man eine Deutung des normalen EEG-Befundes im Sinne einer nicht wesentlich geschädigten Hirnrinde nur mit Vorbehalt hinnehmen, da die Aussagekraft des von der Kopfschwarte abgegriffenen EEG hinsichtlich der Intaktheit der Rinde begrenzt ist durch Streuung innerhalb der leitenden Medien, Interferenzvorgänge, Nichterfassen der Windungstäler, der parasagittalen und basalen Rinde und dadurch, daß das abgegriffene elektrische Phänomen ja nicht einfachhin Zustand und Leistung des Cortex zuzuordnen ist. Die Chance, EEG-Verläufe bei solchen schweren Schädelhirnverletzungen im Initialstadium zu erstellen, ist nicht groß. Umso wertvoller ist die Möglichkeit der EEG-Untersuchung auf der Intensivbehandlungsstation.

Die frühen Ableitungen bei unseren Patienten (Abb. 5, 4. Kolumne) konnten ausnahmslos auf der Intensivbehandlungsstation gewonnen wer-

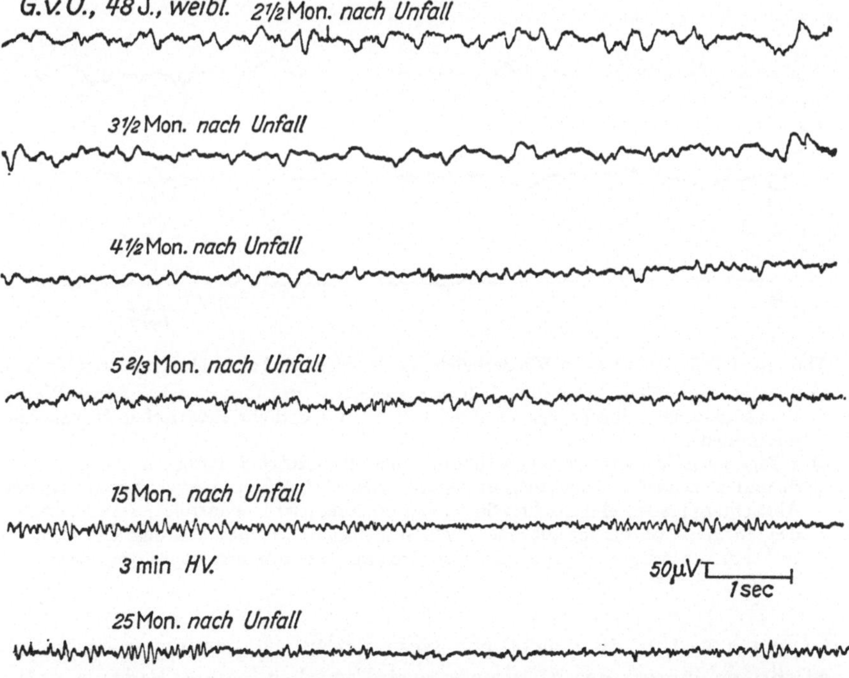

Abb. 6: Patient 10 der Abb. 5. Das zunächst noch erheblich allgemein abgeänderte EEG zeigt erst bei der Kontrolle 15 Monate nach dem Unfall weitgehende Normalisierung, der klinische Verlauf war entsprechend langwierig bei einer psychischen Defektheilung. Nach 7 Monaten konnte der Patient erstmals stehen und mit Unterstützung einige Schritte gehen, das EEG rd. einen Monat zuvor läßt Besserungstendenzen erkennen. Ganz normalisiert hat es sich auch nicht nach zwei Jahren.

den. Mit EEG-Geräten ausgerüstete neurologische Fachkliniken übernehmen die Patienten in der Regel erst zu einem späteren Zeitpunkt, was sich auch in unserer Tabelle niederschlägt.

Diese kann, braucht aber nicht mit einer Erholung des Gesamtorganismus einherzugehen; nicht primär cerebrale Faktoren bestimmen oft den trotz erfolgreicher Wiederbelebung deletären Verlauf.

Eine erneute Verschlechterung des EEG war nach unserer Erfahrung allerdings stets ein schlechtes Vorzeichen, das erneute Erreichen der elektrischen Stille in diesem Stadium gleichbedeutend mit dem Ende trotz Weiterfunktionierens des Kreislaufs unter künstlicher Beatmung.

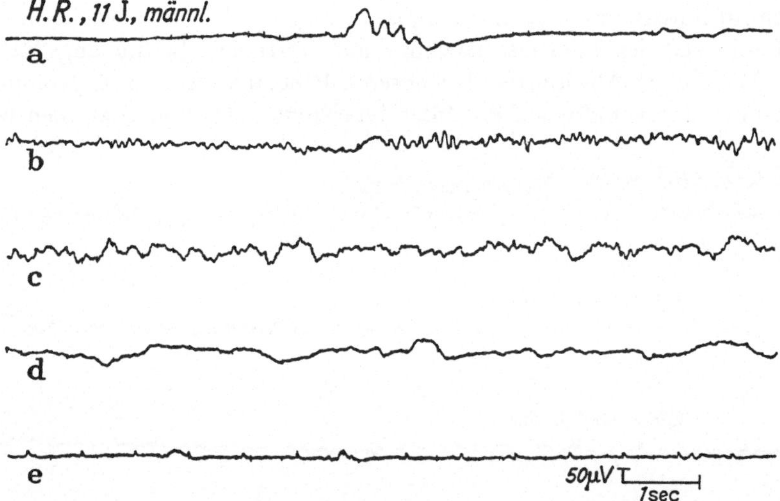

Abb. 10: EEG-Verlauf nach Wiederbelebung des Herzens bei 11jährigem Ertrunkenen.
a) 2 Tage nach Wiederbelebung. Auftreten generalisierter Gruppen langsamer Wellen aus elektrischer Stille heraus als Zeichen einer Wiederkehr elektrischer Hirnstammfunktionen.
b) 3 Tage nach Wiederbelebung. Erholung auch der Hirnrindentätigkeit.
c), d) und e) zeigen in zunehmendem Maße wieder eine Frequenzverlangsamung und Abflachung bis zur elektrischen Stille. Der erneute, jetzt irreversible Zusammenbruch der Hirnfunktion beruht auf einer zweiten temporären Hypoxie infolge eines schwer zu beherrschenden Lungenödems. Der Kreislauf funktionierte ungestört weiter.

Der aus Abb. 10 ersichtliche EEG-Verlauf ist gewonnen bei einem elfjährigen Jungen, der 20 Minuten nach Ertrinken in einer Badeanstalt bei uns eingeliefert wurde. Unter sofortiger kontrollierter Beatmung und externer Herzmassage nahm das Herz nach 12 Minuten wieder eine Spontanaktion mit ausreichender Auswurfleistung au . Die Spontanatmung aber sistierte. Das erste EEG wurde am darauffolgenden Tag abgeleitet.

Nach zunächst weitgehender Erholung kam es durch eine erneute Hypoxie auf der Basis eines schwer zu beherrschenden Lungenödems zu einer erneuten Verschlechterung bis zur elektrischen Stille trotz Weiterfunktionieren des Kreislaufs.

Das wesentliche Anliegen angesichts des hohen personellen und materiellen Aufwandes in solchen Fällen bedeutet die sichere Feststellung des Hirntodes, dem der Tod des Gesamtorganismus trotz künstlicher Substitution früher oder später zwangsläufig folgt. Ausdruck des Absterbens des Cortex ist die eintretende definitive elektrische Stille im EEG, die es von einer vorübergehenden elektrischen Stille zu unterscheiden gilt. Die terminale Negativierung des Bestandspotentials hat sich bei Ableitung vom Cortex im Tierexperiment als sicheres Zeichen des Hirntodes erwiesen (CASPERS). Eintretende elektrische Stille mit innerhalb weniger Minuten folgender Negativierung der mitgeschriebenen, bis dahin konstanten Gleichspannung gibt nach unserer eigenen experimentellen Erfahrung an verstorbenen Schwerstverletzten und Reanimierten das Recht zur Einstellung der künstlichen Beatmung.

Literatur

BARK, J.: Die Bestimmung der Narkosetiefe mit dem EEG. Anaesthesist **3**, 73 (1954).

CASPERS, H.: Die Entstehungsmechanismen des EEG. In: Klinische Elektroencephalographie R. JANZEN (Hrsg.). (Springer, Berlin-Göttingen-Heidelberg 1961).

—, E. SCHÜTZ u. E. J. SPECKMANN: Gleichspannungsveränderungen an der Hirnrinde bei Sauerstoffmangel. Z. Biol. **114**, 112—126 (1963).

GOLDBLAT, A.: Der Wert der Elektroencephalographie während der Anästhesie. Anaesthesist **10**, 200 (1961).

GRAHAM, G. R. u. G. PAMPIGLIONE: Erfahrungen beim Herz- bzw. Kreislaufstillstand im Kindesalter. Verhandlungen Dt. Ges. f. Kreislaufforschung Bd. 30 (Steinkopff, Darmstadt 1964). THAUER, R. u. C. ALBERS (Hrsg.).

KOVAN, E. M. u. V. L. BRECHNER: Anaesthesist **10**, 198 (1961).

KRUMP, E. u. H. OEHMIG: Verlaufsuntersuchungen nach chirurgischen Anästhesien. Anaesthesist **3**, 161 (1954).

KUBICKI, ST.: EEG-Veränderungen bei schweren Vergiftungen. Anaesthesist **13**, 105 (1964).

— u. O. H. JUST: Das EEG im Verlauf von Herzoperationen mit Kreislaufuntersuchung. Anaesthesist **8**, 81 (1959).

MESKALKIN, E. N., E. A. DANNO, V. J. OSTROVSKY, E. J. STUDNIKOVA, N. M. SEDICHOW u. V. J. FRANKEY: Anaesthesist **10**, 198 (1961).

MORRICE, J. K. W.: Slow wave production in the EEG with reference to hyperpnoea, carbon dioxide and autonomic balance. Electroencephal. Clin. Neurophysiol. **8**, 49–72 (1956).

MURAYAMA, R. A. u. A. JUAMOTO: Das Elektroencephalogramm in der Halothan-Anästhesie. Anaesthesist **10**, 195 (1961).

Schneider, J.: L'Anesthésie générale vue sous l'angle électro-encéphalographique. Anaesthesist **5**, 119 (1956).
— u. G. Tomalske: Betrachtung über den Narkosemechanismus unter besonderer Berücksichtigung des Hirnstamms. Dt. EEG-Ges. Graz, Sept. 1955, ref. Zbl. Neurochirurgie.
Speckmann, E. J. u. H. Caspers: Verschiebungen des corticalen Bestandspotentials bei Atemstillstand. Pflügers Archiv ges. Physiol. **278**, 76 (1963).
Spoerel, W. E.: Elektroencephalogramm nach akutem Herzstillstand. Anaesthesist **10**, 353 (1961).
Trede, M., St. Kubicki u. O. H. Just: Das EEG im Verlauf von Herzoperationen mit Kreislaufunterbrechung. Anaesthesist **8**, 81 (1959).
Ujiie, A.: Die Kontrolle der Narkosetiefe mit dem Elektroencephalogramm. Anaesthesist **3**, 69 (1954).

Verhütung und Behandlung von Sekundärkrisen nach Schädeloperationen und -traumen

Von **H. Bösmüller**

Aus der Chir. Universitätsklinik (Dir.: Prof. Dr. HUBER) Innsbruck

Herr Vorsitzender, meine Damen und Herren, ich möchte anregen, einen klar abgrenzbaren *Symptomenkomplex* nach Schädeloperationen und -traumen als *Sekundärkrise* im Sinne des *Reilly'schen Irritationssyndroms* zu bezeichnen. Es kommt dabei aus klinisch nicht erkennbarer Ursache vorwiegend zwischen dem 3. bis 5., seltener zwischen dem 7. bis 9. postoperativen, bzw. posttraumatischen Tag zum Temperaturanstieg oft über 40°. Die Pulsfrequenz steigt auf 120 bis 140 pro Minute. Der Anstieg des diastolischen Blutdruckes über 100 mmHg geht dem systolischen voraus. Zur gleichen Zeit können gastrointestinale Blutungen und Lungenblutungen beobachtet werden und am Höhepunkt der Krise tritt Bewußtlosigkeit und sogar der Exitus letalis ein. Das ganze Krisengeschehen läuft innerhalb von 24 Stunden ab. Die Sekundärkrise ist differentialdiagnostisch von den bekannten Frühkomplikationen wie Pneumonie, Frühinfektion, Nachblutung, Elektrolytentgleisung, Hirnödem und Hypo- und Aliquorrhoe abgrenzbar.

Dieses durch Unfall oder Operation traumatisch ausgelöste *Irritationssyndrom* beruht nach Reilly und G. und C. Tardieu auf einem über sympathische, parasympathische und cerebrospinale *sensible* Bahnen verlaufenden *pathophysiologischen Reflex*. Dieser führt, nach Vincent, am diencephalen Gefäßsystem zur sekundären Hirnstammischämie mit den vorhin beschriebenen Symptomen, die auch Pampus beim mäßiggradigen Hirnstammtrauma beobachtet hat.

Nimmt man den Ablauf dieses *pathophysiologischen Reflexes* über eine *sensible* Bahn als *gegeben an*, so ist, da der einmal eingetretene Reflexmechanismus unerbittlich abläuft, die therapeutische Konsequenz zur *prophylaktischen Verhinderung* des lebensbedrohenden Geschehens die Anwendung von Lokalanästheticis. Die *Behandlung* einer *einmal eingetretenen Krise* hat wenig Aussicht auf Erfolg.

Wir behandeln daher unsere Patienten, die wegen Hirntumoren, epiduraler und chronischer subduraler Hämatome operiert wurden und solche mit schweren Hirnkontusionen prophylaktisch. Wir geben ihnen vom Operations- bzw. Unfalltag an täglich 4 stündlich 1 Amp. Panthesin-Hydergin als PH 203 und ein Pyramidon-Suppositorium zu 0,39 bis zum 10. postoperativen, bzw. posttraumatischen Tag. Zu spätes Einsetzen oder zu frühes Absetzen der Prophylaxe hat zu kaum beeinflußbaren Sekundärkrisen geführt. Nebenwirkungen oder die Verschleierung von Symptomen anderer Frühkomplikationen haben wir bisher nicht gesehen. Besonders krisengefährdet sind Patienten über dem 60. Lebensjahr, Somnolente und Bewußtlose sowie Patienten nach druckentlastenden Eingriffen, wie sie Hydrocephalusoperationen oder die Evacuation epi- und subduraler Hämatome sind. Art und Sitz eines Tumors und die Länge der präoperativen Anamnese scheinen für das Auftreten von Sekundärkrisen nicht wesentlich zu sein.

Zur kritischen Beurteilung standen aus einem Krankengut von 3559 Patienten, die wegen *Hirntraumen* und raumverdrängenden Prozessen in den Jahren von 1959 bis 1965 aufgenommen waren, 358 vergleichbare Fälle mit 27 epiduralen Hämatomen, 58 chronischen subduralen Hämatomen und mit 273 Hirntumoren zur Verfügung. Schwere unfallbedingte Schädelhirntraumen konnten wegen unzureichender Vergleichbarkeit nicht herangezogen werden. Von diesen 358 Patienten wurden 185 prophylaktisch behandelt, wobei es zu 22 Krisen (etwa 12%) kam. 163 Patienten erhielten keine oder eine nur insuffiziente Prophylaxe; hier traten 63 (etwa 38%) Sekundärkrisen auf. Von den 358 Patienten sind 64 gestorben. Davon waren 41 Todesfälle krisenbedingt; von diesen hatten 12 die prophylaktische Behandlung erhalten, während 29 sie nicht hatten. Die Obduktionen ergaben bei blandem Operationsgebiet keine faßbaren organischen Veränderungen. Die meisten Todesfälle traten um den 5. und um den 10. Tag ein.

Wir sind der Ansicht, daß die seit 1960 klinisch erprobte Prophylaxe sich bewährt hat und empfohlen werden kann.

Spätergebnisse nach schweren Schädelverletzungen mit langdauernder Bewußtlosigkeit*

Von **Ch. Lehmann**

Aus der Anaesthesieabteilung des Städtischen Krankenhauses rechts der Isar, München (Leitender Arzt: Dr. CH. LEHMANN)

Die Intensivpflegeeinheit der Anaesthesieabteilung unseres Hauses führte während der Jahre 1958 bis 1965 die konservative Behandlung von 585 schweren Schädel-Hirntraumen durch.

Tab. 1 gibt Aufschluß über die Überlebens-, bzw. die Mortalitätsrate und zeigt das Ausmaß der Hirnbeteiligung, die Anzahl der zusätzlich beobachteten sub- und epiduralen Hämatome und die Häufigkeit der mit dem Schädel-Hirntrauma einhergehenden Bewußtlosigkeit. Von 585 Verletzten, die in 509 Fällen tiefe komatöse Bewußtlosigkeit von einer Stunde bis zu drei Monaten Dauer aufwiesen, überlebten also 258 oder 42,7%.

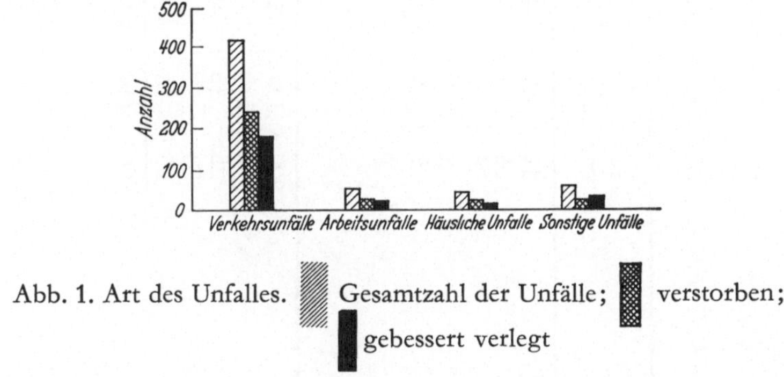

Abb. 1. Art des Unfalles. Gesamtzahl der Unfälle; verstorben; gebessert verlegt

Abb. 1 behandelt das Unfallereignis. Dem Verkehrsunfall, der 422 Verletzungen auslöste, folgen der Arbeitsunfall mit 55, der häusliche Unfall mit 46 und sonstige Unfallarten mit 62 Beteiligungen.

---

* Den Kollegen der neurologischen, ophthalmologischen und oto-rhinolaryngologischen Abteilungen danke ich für die Untersuchungen in ihrem Fachgebiet und meinen Mitarbeitern G. DEINLEIN, K. ELGERT und F. ZISTL für ihre Hilfe bei den statistischen Auswertungen.

Tabelle 1. *Das schwere Schädel-Hirntrauma (Behandlungsergebnisse aus dem Zeitraum vom 6. 2. 1958 bis zum 5. 2. 1966)*

Offene Schädelhirnverletzungen	Gesamt-zahl	♂	♀	gebes-sert verlegt	†	Commo-tio	Con-tusio	Dislace-ratio	Subdur. Hama-tom	Epidur. Hama-tom	Bewußt-losigkeit
Schädeldachfrakturen	15	11	4	5	10	4	6	7			12
Impressionsfrakturen	5	5		4	1		3	2			5
Schädelbasisfrakturen	5	5		4	1						
Gesichtsschädelfrakturen	2	2		2		2	1				1
Schußverletzung	9	9		1	8		2	8			9

Geschlossene Schädelhirnverletzungen

Geschlossene Schädelhirnverletzungen	Gesamt-zahl	♂	♀	gebes-sert verlegt	†	Commo-tio	Con-tusio	Dislace-ratio	Subdur. Hama-tom	Epidur. Hama-tom	Bewußt-losigkeit
Schädelprellungen	227	174	53	111	116	64	145	2	32	7	203
Schädeldachfrakturen	150	117	33	67	83	40	106	7	20	15	131
Impressionsfrakturen	25	15	10	13	12	4	16		1	1	18
Schädelbasisfrakturen	122	92	30	32	90	16	100	1	13	3	108
Gesichtsschädelfrakturen	25	18	7	19	6	16	9				18
Gesamtanzahl	585	448	137	258	327				66	26	509

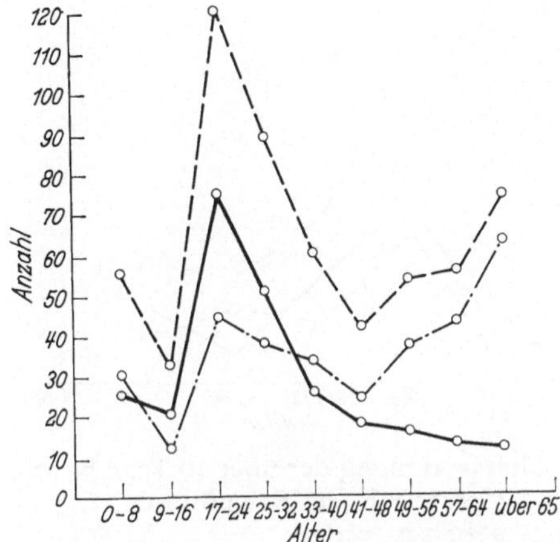

Abb. 2. Altersverteilung der Unfälle. – – – Gesamtzahl der Schädelverletzungen;
————— gebessert verlegt; — · — · — verstorben

Abb. 2 zeigt die Altersverteilung. Die Strich-Kurve stellt die Zahl aller Verletzten, die durchgezogene die der Überlebenden und die schwarze die der Verstorbenen dar.

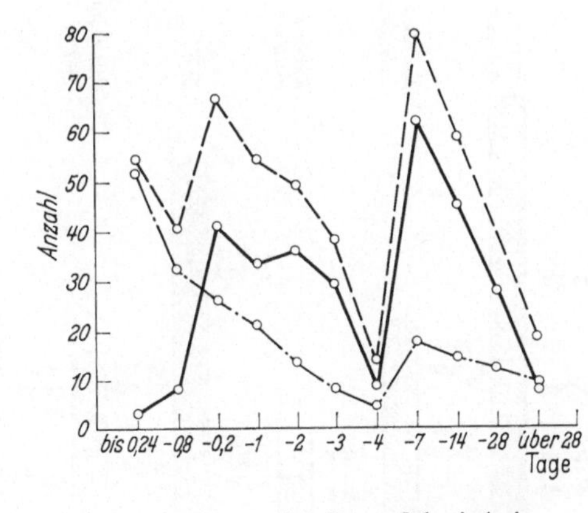

Abb. 3. Dauer der Bewußtlosigkeit.

————— Gesamtzahl der Schädelverletzungen	585	
– – – Gesamtzahl der Bewußtlosen	509	
— · — · — gebessert verlegt	209	
————— verstorben	300	

Abb. 3 gibt eine Übersicht über die Dauer der Bewußtlosigkeit. 300 der 509 Patienten starben, während von den gebessert verlegten 31 Kranke eine Bewußtlosigkeit von mehr als 10 Tagen überlebten.

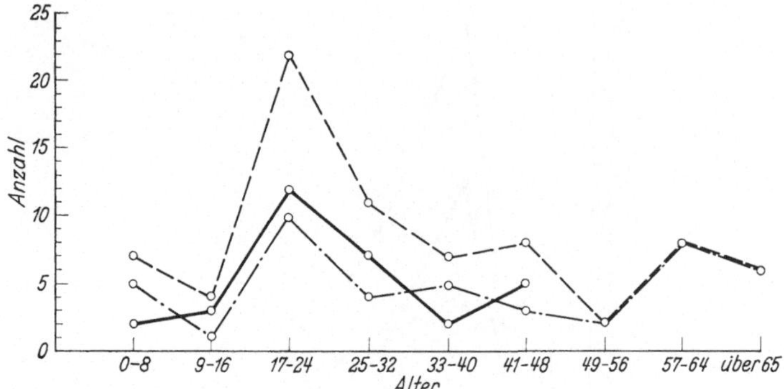

Abb. 4. Altersverteilung der über 10 Tage Bewußtlosen
— — — Gesamtzahl der Bewußtlosen
———— gebessert verlegt
— · — · — verstorben

Die durchgezogene Kurve der Abb. 4 stellt dar, daß sich diese Überlebenden lediglich aus Kindern, Jugendlichen und Erwachsenen bis zum 48. Lebensjahr zusammensetzten. Alle älteren Patienten kamen ad exitum.

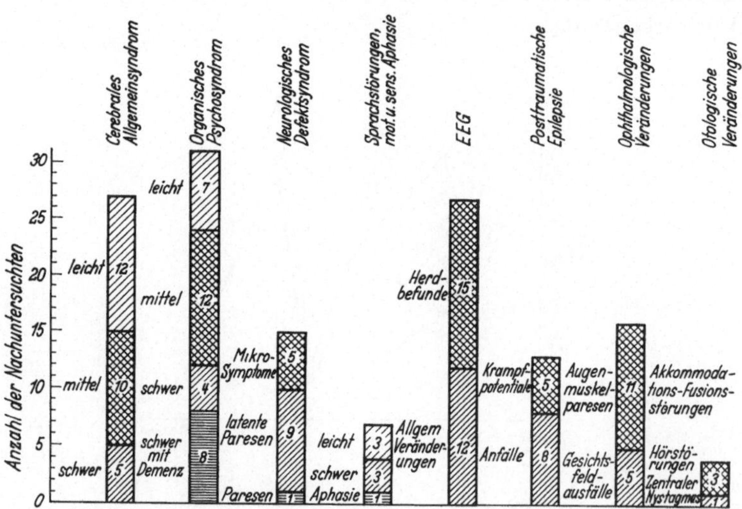

Abb. 5. Darstellung der Spätfolgen nach schweren Schädel-Hirnverletzungen mit mehr als 10 tägiger Bewußtlosigkeit

Um die Spätfolgen nach Schädel-Hirnverletzungen mit mehr als 10 tägiger Bewußtlosigkeit feststellen zu können, unterzogen wir die überlebenden 31 Kranken, deren Unfälle 9 Monate bis 8 Jahre zurückliegen, eingehenden psychiatrischen, neurologischen, augen- und ohrenärztlichen Untersuchungen (Abb. 5).

Cerebrale Allgemeinsymptome, also Kopfschmerzen, Schwindel und vorzeitige Ermüdbarkeit waren in fünf Fällen stark, in zehn mittelstark und in zwölf leicht ausgeprägt. Vier Kranke wiesen keine derartigen Erscheinungen auf.

Alle Verletzten boten Bilder organischer Wesensveränderung, die durch Gedächtnis-, Konzentrations- und Antriebsschwäche, Verminderung der Aufnahme- und Urteilsfähigkeit, Verlangsamung der Denkabläufe und Affektlabilität zum Ausdruck kommt. Dieses Psychosyndrom wurde in acht Fällen von einer Demenz verschiedener Schwere begleitet. Sechs dieser acht Kranken waren und sind pflegebedürftig und in Nervenheilanstalten untergebracht.

Wesentlich günstiger liegen die Ergebnisse bei neurologischen Defektsyndromen. Von 19 Patienten, die eine komplette Parese mit Facialisparese erlitten, wies nur ein Kranker einen unveränderten Befund auf. Neun Verunfallte hatten latente Paresen, fünf lediglich Reflexdifferenzen.

Bei sieben Kranken wurden Sprachstörungen festgestellt, die in einem Fall das Bild einer Aphasie boten.

Das EEG zeigte in zwölf Fällen leichte bis schwere Allgemeinveränderungen, in 15 Fällen Herdbefunde. Acht Patienten hatten und haben epileptische Anfälle, fünf weitere wiesen Krampfstromabläufe auf, die einer antiepileptischen Therapie bedürfen.

Bei fünf Verunfallten fanden wir Gesichtsfeldausfälle zentraler Genese, bei elf Kranken lediglich latente Augenmuskelparesen, Akkomodations- und Fusionsstörungen.

Drei Patienten boten Hörstörungen für hohe Frequenzen, ein Verletzter hatte einen zentralen Nystagmus.

Fünf Kranke starben zehn Monate bis zwei Jahre nach dem Trauma. Sie stellten Fälle mit ausgeprägtem organischem Psychosyndrom und schwerer Demenz dar. Der Tod wurde durch vier Sekundärinfektionen und einen Status epilepticus ausgelöst.

Die Ausführungen zeigen, daß die Prognose schwerster Schädel-Hirntraumen und ihrer Folgezustände nicht hoffnungslos ist. Längere Überlebenszeit und Verringerung der Mortalität sind auf die bekannten Fortschritte in der Medizin zurückzuführen, die sich allerdings gerade bei diesen Fällen nicht in klinischen Behandlungen erschöpfen sollte.

Die Nachuntersuchung unserer 31 Patienten zeigte, wie unzureichend die uns zur Verfügung stehenden heilpädagogischen Wiedereingliederungsmaßnahmen sind.

Elf der Kranken waren und sind berufsunfähig. Acht der Verletzten gaben den Beruf auf und haben eine schlechtere soziale Position inne. Bei keinem von ihnen wurde der Versuch einer Umschulung gemacht. Vier der fünf Kinder verloren ein Schuljahr, weil entsprechende Unterrichtsmöglichkeiten fehlten. Nur sieben Erwachsene arbeiten im alten Beruf.

Außer den sechs Anstaltspatienten weilten lediglich drei Kranke kurzfristig in Hirnverletztenheimen, deren Aufnahmebedingungen wie Gehfähigkeit, spontane Nahrungsaufnahme, Stuhl- und Urinkontinenz die Verlegung zur rechtzeitigen Nachbehandlung unmöglich machen.

Auch die Verantwortlichkeit für allgemeingefährdende Folgezustände scheint ungeklärt. Keiner der Kranken wurde einer staatlich geregelten Nachuntersuchung unterzogen, obwohl die zum Teil noch vorhandenen psychiatrischen und neurologischen Syndrome eine Überprüfung der Berufsfähigkeit und der Straßenverkehrstüchtigkeit mit Motorfahrzeugen als angezeigt erscheinen lassen.

Diese Erkenntnisse sollten dazu beitragen, den verantwortlichen Stellen sowohl die Schaffung von Rehabilitationszentren, als auch eine Kontrolle der Spätfolgen nahezulegen.

Spezielle Probleme der Intensivbehandlung bei Patienten mit apallischem Syndrom

Von **K. Körner**

Aus der Chirurg. Univ.-Klinik (Dir.: Prof. Dr. M. Schwaiger)
der Universität Marburg

Schädel-Hirn-Traumen als Todesursache nach Verkehrsunfällen stehen in der Statistik an erster Stelle. Die stetig zunehmende Zahl contusioneller Hirnschädigungen mit Langzeitbewußtlosigkeit und appallischem Syndrom (nach der Definition von Kretschmer) rechtfertigt die Intensivierung der therapeutischen Bemühungen auf diesem Sektor der Traumatologie.

Bei katamnestischer Überprüfung des Krankengutes der Chirurgischen Klinik, Marburg, der Jahre 1959 bis 1962 erweist sich die Prognose der Hirnverletzungen als nicht allein von der Schwere der Hirnschädigung und dem Alter der Patienten abhängig, sondern vielmehr von der Häufigkeit extracerebraler Komplikationen bei zunehmender Dauer der Bewußtlosigkeit.

Wie Frohwein, Loennecken, D. Franke u. a. fanden auch wir als häufigste Todesursachen bei Langzeitbewußtlosen pulmonale Komplikationen durch Präödeme der Lunge und nachfolgende Bronchopneumonien mit Ventilationsstörungen, arterieller Hypoxie und Anämie.

Während wir aus Untersuchungen von M. Schneider, H. Hirsch, Frohwein u. a. die arterielle Hypoxie als Grenze für die Wiederbelebung nach schweren Traumen kennen, haben die tierexperimentellen und klinischen Untersuchungen von D. Franke auf die Bedeutung der oralen Ernährung zur Verbesserung der Prognose schwerer Schädel-Hirn-Traumen hingewiesen: die Vergrößerung des Extracellularraumes bei Bewußtlosen durch Überwässerung basierend auf einer überwiegend *intravenösen* Flüssigkeitszufuhr mit schwerer Anämie, Präödem der Lunge und Bronchopneumonie als Folgezuständen begrenzen die Wiederbelebung ebenfalls durch Erzeugung einer arteriellen Sauerstoffuntersättigung. Bei konstantem Erythrocytenvolumen entsteht die Anämie auch ohne einen unfallbedingten Blutverlust allein durch eine Zunahme des Plasmavolumens als Verdünnungseffekt. Die Konsequenz dieser Ergebnisse bedingt eine völlige Umstellung in der Ernährung der Langzeitbewußtlosen – nach Überwindung des posttraumatischen Schockzustandes – von einer intravenösen auf eine ausschließlich orale Substitution.

Seit 1962 verfahren wir nach diesem Prinzip und konnten dabei eine Verbesserung der Überlebenschancen durch Vermeidung der vorstehend geschilderten Komplikationen beobachten. In 14 Fällen mit echtem appallischen Syndrom und Behandlungszeiten bis zu 211 Tagen – sowie bei weiteren 43 Patienten mit schweren Hirncontusionen – sahen wir keine Pseudoanämie. In gleichem Maße war ein Rückgang der pulmonalen Komplikationen zu verzeichnen. Störungen im Elektrolyt- bzw. Säure-Basen-Stoffwechsel waren bei suffizienter Atmung seltener. Die bei ausschließlicher intravenöser Ernährung kaum vermeidbaren Inanitionserscheinungen, die in Einzelfällen bis zur Kachexie führten, konnten durch eine hochcalorische orale Substitution vermieden werden. Bei mengengleicher Flüssigkeitszufuhr konnte der calorische Wert der Nahrung im Vergleich zur intravenösen Zufuhr verdoppelt werden. Die mit Recht gefürchtete Komplikation der Aspiration bei oraler Ernährung über eine Magensonde oder durch eine Magenfistel sahen wir bei gleichzeitiger Tracheotomie und intensiver Überwachung durch geeignete Pflegepersonen nicht.

Wir wissen, daß die Substitutionstherapie nur eines von vielen Problemen bei der Behandlung von Langzeitbewußtlosen darstellt. Die z. T. überraschenden Restitutionen der Hirnleistung bei Verletzten mit apallischem Syndrom aus unserem Krankengut lassen uns jedoch die therapeutischen Bemühungen, speziell auf diesem Sektor, als *eine* Möglichkeit zur Verbesserung der Überlebenschancen sinnvoll erscheinen.

Die Komplikationen der Tracheotomie, ihre Verhütung und deren Behandlung

Von **E. Rügheimer**

Aus der Anaesthesieabteilung (Leiter: Prof. Dr. E. Rügheimer)
der Chir. Universitätsklinik (Direktor: Prof. Dr. G. Hegemann) Erlangen

Sinn und Zweck der Tracheotomie haben sich in den letzten Jahren völlig gewandelt. Aus dem ultima-ratio-Eingriff bei akuter mechanischer Obstruktion der oberen Luftwege wurde eine elektive Behandlungsmethode der Atmungsinsuffizienz.

Aber nicht immer ist die Tracheotomie heilbringend. Operative Komplikationen und ganz besonders Fehler in der nachbehandelnden Fürsorge machen den Anfangserfolg der Tracheotomie häufig zunichte.

Sinn meines Referates ist es, Ihnen die pathophysiologischen Besonderheiten des Tracheotomierten aufzuzeigen, Sie mit unserer Behandlungstaktik bekannt zu machen sowie auf apparative Einrichtungen hinzuweisen, die bei uns erfolgreich zur Prophylaxe und Behandlung von Komplikationen eingesetzt sind.

Tabelle 1. *Komplikationen bei 306 tracheotomierten Patienten*

I. Technik		
Hautemphysem	2	
Pneumothorax bds.	1	1,9 %
Atelektase	2	
Stenose	1	
II. Kanüle		
Blutung des Tracheostoma	3	
Perforation in große Gefäße	3	
Tracheo-oesophageale Fistel	2	5,5 %
Blockade der Kanüle	9	
III. Bronchialtoilette		
Tracheobronchitis	13	
Bronchopneumonie	32	
Lungenabszeß	6	
Lungengangrän	1	18,0 %
Pleuraempyem	2	
Thyreoditis	1	
Komplikationen total	78	25,4 %

In den Jahren 1952 bis 1962 wurden an der Chirurgischen Universitäts-Klinik in Erlangen 306 Patienten tracheotomiert. Bei 78 Patienten trat eine Komplikation auf, das sind 25,4%.

Wie aus der Abb. 1 ersichtlich, war eine fehlerhafte operative Technik in 1,9%, die tracheale Kanüle direkt oder indirekt in 5,5% und die Bronchialtoilette in 18% ursächlich dafür anzuschuldigen.

Operative Komplikationen lassen sich leicht vermeiden, wenn man die Tracheotomie möglichst frühzeitig, ohne Hast und Aufregung mit gutem Instrumentarium, einwandfrei funktionierender Saugung und ausreichender Assistenz durchführt. Die Operation in endotrachealer Narkose erleichtert den Eingriff erheblich. Sie verhütet Luftembolien sowie Spannungspneumothorax und verhindert die Aspiration von Blut und Gewebsteilen. Schützt man bei Anlegen des Tracheostoma die ersten beiden Knorpelspangen vor Verletzungen, so ist das die beste Gewähr Stenosen zu vermeiden.

Eine weitere Gefahrenquelle sind die Trachealkanülen. Die große Zahl von Änderungsvorschlägen zeigt, daß dieses Problem noch immer nicht gelöst ist.

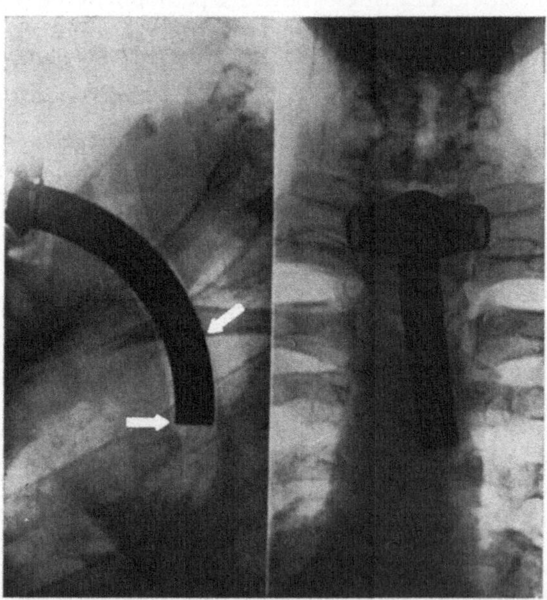

Abb. 1: Prädilektionsstellen für die Entstehung von Drucknekrosen durch Trachealkanülen nach dem Kreisbogensystem.

Doppellumige Metallkanülen können nur nach dem Kreisbogensystem angefertigt werden. *Wie aus dem Röntgenbild* (Abb. 1) ersichtlich, eine anatomisch völlig unzweckmäßige Formgestaltung. Läsionen der leicht verletzlichen Trachea mit Geschwürsbildung, *Perforation in den Oesophagus* (Abb. 2) und bei zu tiefem Sitz Einbruch der *scharfkantigen Vorderwand* (Abb. 3) in die großen Halsgefäße, beenden dann vorzeitig das Leben unserer Patienten.

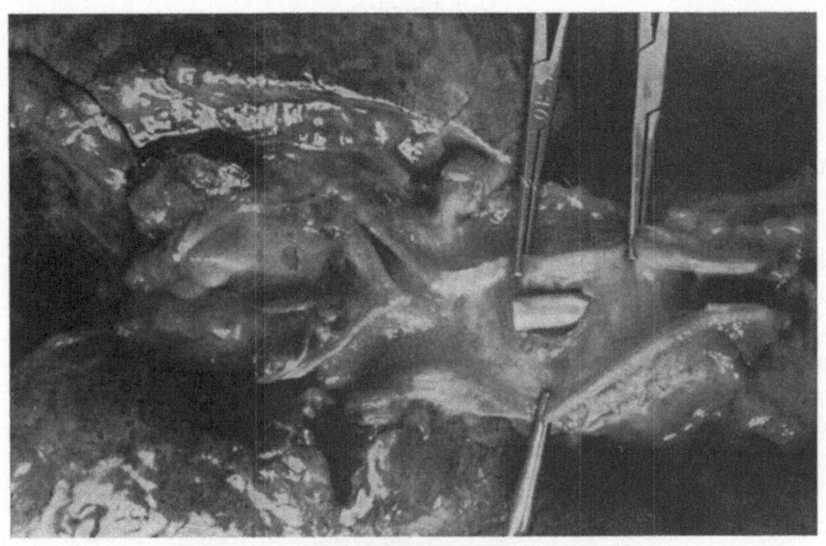

Abb. 2: Typischer Kanülen-Decubitus an der Tracheahinterwand mit Einbruch in den Oesophagus.

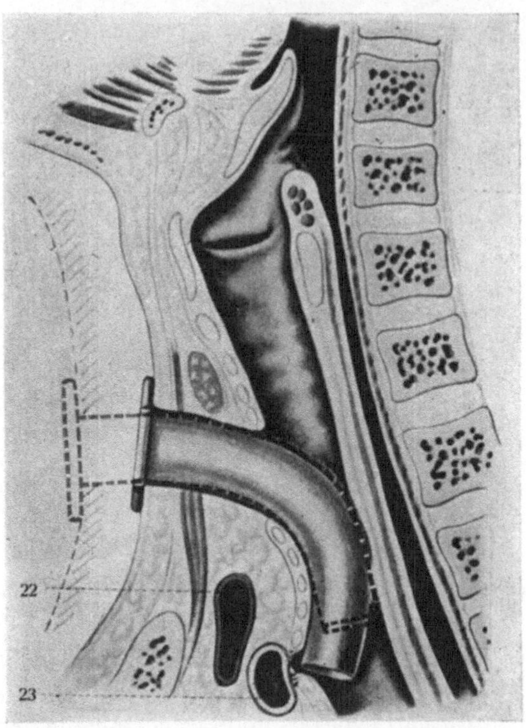

Abb. 3: Typischer Kanülen-Decubitus an der Tracheavorderwand mit Einbruch in die großen Halsgefäße.

Kunststoff und Gummikanülen haben eine bessere Paßform. Die Weichheit des Materials aber erfordert eine größere Wanddicke und bringt insbesondere bei den kleinen Größen für Kinder eine deutliche Erhöhung des Atemwiderstandes.

Das gab uns Anlaß zur Konstruktion neuer Kanülen. Eine davon darf ich Ihnen zeigen (Abb. 4) Im Prinzip entspricht sie der Hummerschwanz-Kanüle, doch ist hier das Skelett nicht aus groben Metallringen sondern aus einem äußerst dünnen hochelastischen Walzstahldraht gefertigt und mit Kunststoff überzogen. Ich muß dazu sagen, daß dieser Kanülentyp auch bis heute noch eine Einzelanfertigung ist. Die großen technischen Schwierigkeiten in der Herstellung solcher Kanülen und das bisher nur von mir prophezeite Absatzwunder haben den Hersteller nur sehr zögernd zur Fertigung veranlaßt.

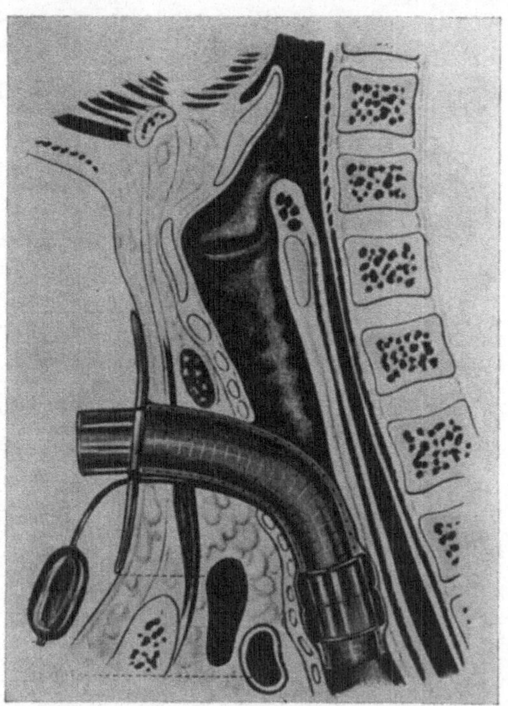

Abb. 4: Beatmungskanüle aus dünnem hochelastischem Walzstahldraht mit Kunststoffüberzug

Die größten Schwierigkeiten erwachsen dem Tracheotomierten aber aus dem abnormen Zustand seiner Respirationsverhältnisse. Es fehlt der *Nasen-Rachen-Raum als Staubfilter*, Wärme- und Befeuchtungsaggregat, die Glottis als physiologisches Überdruckventil für den Hustenmechanismus und die Bakteriensperre (Abb. 5).

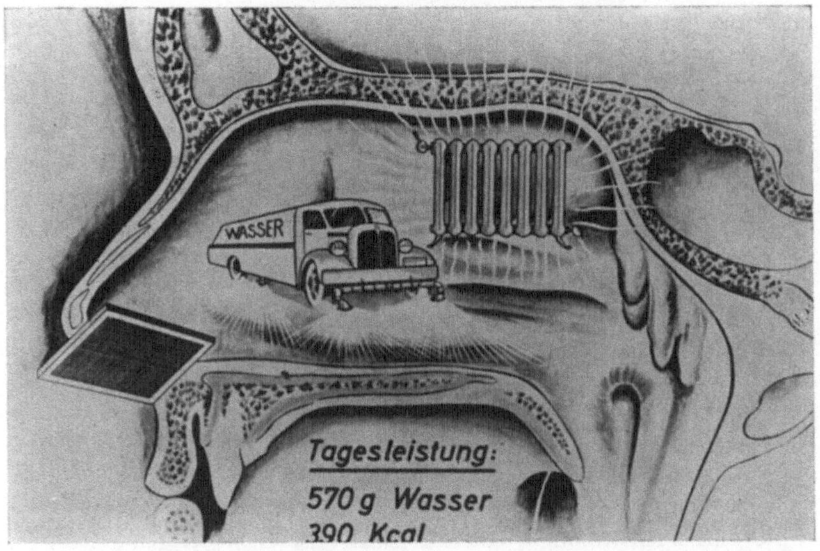

Abb. 5: Die physiologische Funktion des Nasen-Rachen-Raumes.

390 Kilo-Kalorien Wärme und 570 g Wasser sind die erstaunlichen Mindestleistungen des Nasen-Rachen-Raumes um einen in Ruhe und Zimmertemperatur atmenden Menschen konstante Wärme und Feuchtigkeitsverhältnisse zu gewährleisten. Selbst Temperaturschwankungen von +50 und —50 °C vermögen das physiologische Tropenklima tieferer Bronchialabschnitte nicht zu verändern. Das ist ein sicherer Beweis, wie wichtig diese klimatischen Bedingungen für die volle Funktion der Luftwege und der Atmung sind.

Wärmeverlust und mangelnde Befeuchtung führen zu Trockenheit der Schleimhaut und zur Stillegung des Flimmerstromes. Es kommt zur Stauung und zur Eindickung des Bronchialsekretes mit Borkenbildung und der Gefahr des Bronchialverschlusses. Atelektasen und Bronchopneumonie sind die Folge, die insbesondere bei Patienten in den Altersextremen oder nach schwer konsumierenden Erkrankungen durch Antibiotika unbeeinflußt, tödlich verlaufen.

Es hat seither nicht an Vorschlägen gefehlt, diese Komplikationen durch Anfeuchten der Atemluft zu vermeiden. Feuchte Mull-Läppchen auf die Trachealkanüle gelegt haben nur einen dekorativen Effekt. Der Bronchitiskessel ist schlecht, er birgt die Gefahr akzidenteller Verbrennungen und ist fiebernden Patienten unangenehm. Für tiefere Bronchialabschnitte sind die Flüssigkeitströpfchen zu groß. Kaltnebelzerstäuber sind besser. Einen überraschend günstigen Effekt konnten wir mit der von uns inaugurierten und von der Fa. Dräger gebauten *künstlichen Nase* erreichen (Abb. 6).

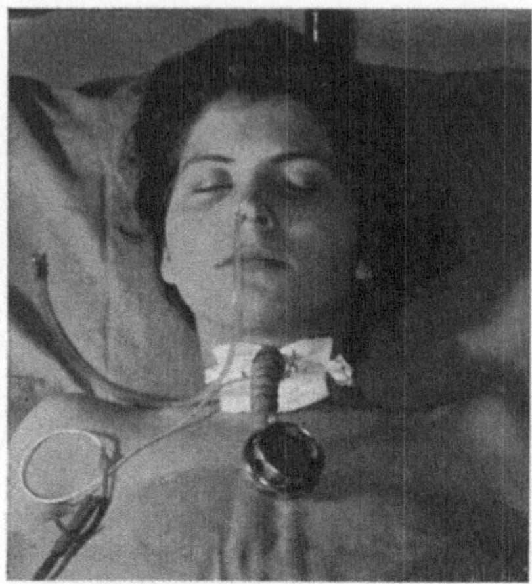

Abb. 6: Tracheotomierte Patientin mit „künstlicher Nase".

Ein Siebkondensator hält Wärme und Feuchtigkeit der Ausatemluft zurück und gibt sie bei Einatmung wieder frei. Nach unseren bisherigen Messungen kann damit ein bis zu 80%iger Nutzeffekt erzielt werden.

Das Gerät selbst ist bestechend unkompliziert (Abb. 7). Der Siebkondensator ist in einen pfeifenkopfartigen Einsatz nur durch einen Sprengring gehalten, so daß er ohne weiteres mehrfach am Tage zur Säuberung der Sterilisation ausgewechselt werden kann.

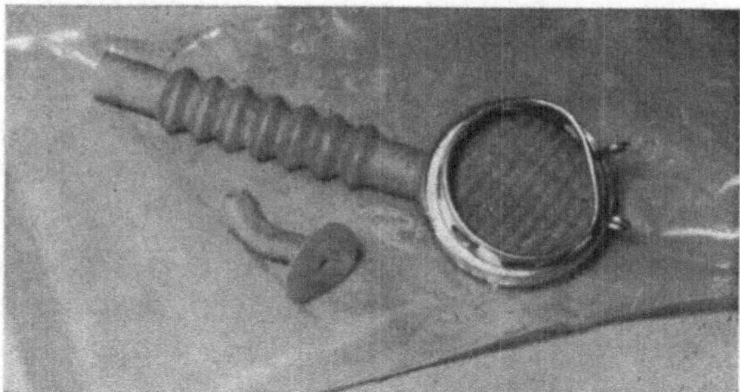

Abb. 7: Wärme- und Befeuchtungs-Aggregat für Tracheotomierte.

Die Anwendung solcher Feuchtigkeitskondensatoren hat sich bei uns seit drei Jahren bestens bewährt. Allerdings sind auch sie nicht imstande, den Feuchtigkeitsverlust auf lange Zeit völlig auszugleichen, doch sind sie besser und praktischer als alle die vorgenannten Verfahren zur Befeuchtung des Bronchialsystems. Optimale Voraussetzungen werden erreicht, wenn man die Feuchtigkeit als Aerosol zusetzt (Abb. 8). Das Bronchialsekret bleibt dadurch dünnflüssig und kann vom Patienten – zumindest bis in die zugänglichen Hauptäste des Bronchialsystems – gehustet und von dort ohne Mühe abgesaugt werden.

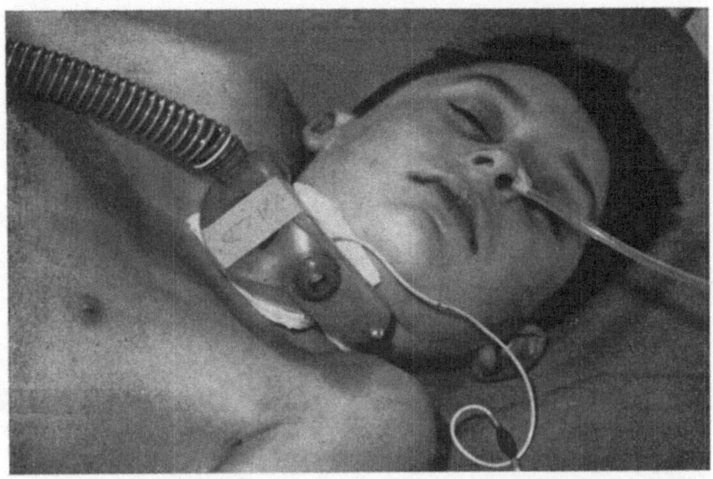

Abb. 8: Das auf 37° aufgeheizte Ultra-Schall-Aerosol wird dem Patienten in eine kleine Kunststoffkammer über das Tracheostoma geleitet.

Um die plötzliche Blockade der Kanüle durch einen Sekretpfropf oder eine Gefäßblutung anzuzeigen, haben wir ein *Gerät konstruiert* (Abb. 9), das über eine anzeigeempfindliche Thermistorsonde die Atmung des Patienten registriert. Bei Obstruktion des Systems oder Atemstillstand wird ein optischer und akustischer Alarm ausgelöst.

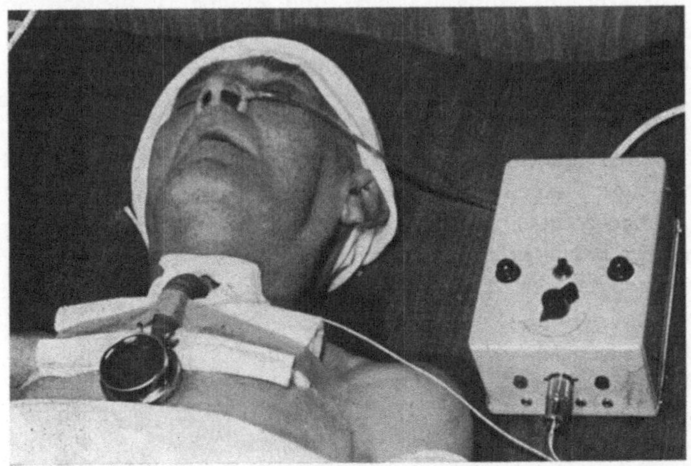

Abb. 9: Tracheotomierter Patient mit „künstlicher Nase" und Atemüberwachungsgerät.

Aus den hier tabellarisch zusammengefaßten Ursachen (Abb. 10), die zur Ateminsuffizienz führen, können sie erkennen, daß die sekretorische Obstruktion der Luftwege die häufigste Indikation zur Tracheotomie war.

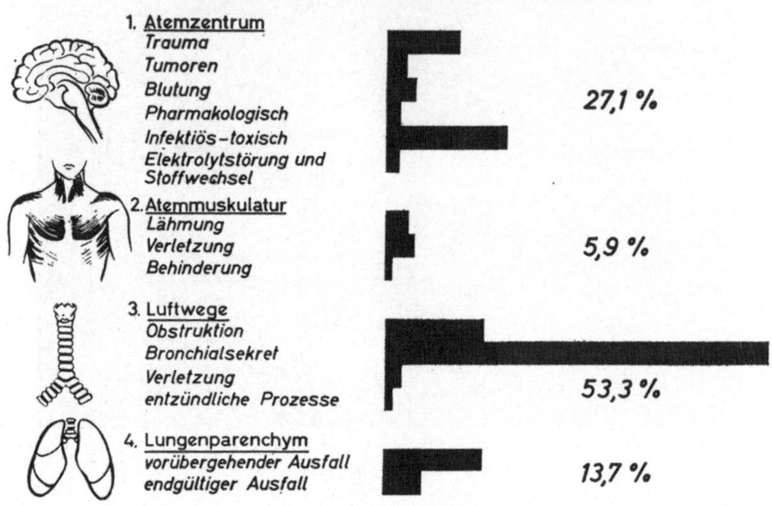

Abb. 10: Lokalisation der zur Atmungsinsuffizienz führenden Ursachen bei 306 tracheotomierten Patienten.

Deshalb ist die Bronchialtoilette das Kernstück in der nachbehandelnden Fürsorge Tracheotomierter. Aber das scheinbar harmlose Absaugen von Bronchialsekret mit Gummikatheter und Pumpe ist vielfach Anlaß zu schweren Lungenkomplikationen.

Der autoptische Befund vieler Langzeittracheotomierter war eine fast peinliche Demonstration unserer unzulänglichen Behandlungsmethode. *In allen Fällen* war eine Tracheitis und Bronchitis zu beobachten. Die Schleimhaut zeigte alle Nuancen traumatisch infektiöser Schädigung. Unterhalb der Trachealkanüle beginnend reichten sie bis über die Bifurkation in den rechten Hauptbronchus hinein. Der linke Hauptbronchus war weniger häufig betroffen aber oft mit mucopurulentem Exsudat angefüllt. Wurde makroskopisch deutlich in welcher Fahrrinne der Absaugkatheter geführt wurde, so wurde mikroskopisch offenkundig wie grob und unachtsam das geschah. Funktionstüchtiges Epithel war in der Luftröhre nach 8 Tagen kaum mehr zu finden. An vielen Stellen waren Knorpel und Muskelgewebe völlig freigelegt. *An den Lungen* sah man fleckförmige Atelektasen mit multilocularen bronchopneumonischen Infiltraten.

Trauma und Keimeinschleppung sind die Wurzel dieses Übels. *Absolut steriles Arbeiten* mit Handschuhen und sterilem Katheter im Einmalsystem (Abb. 11), atraumatisches Vorgehen mit genau dimensioniertem Sog und bakteriologisch kontrollierter Antibiose schien uns das beste Verfahren, dieser schweren Komplikation Herr zu werden.

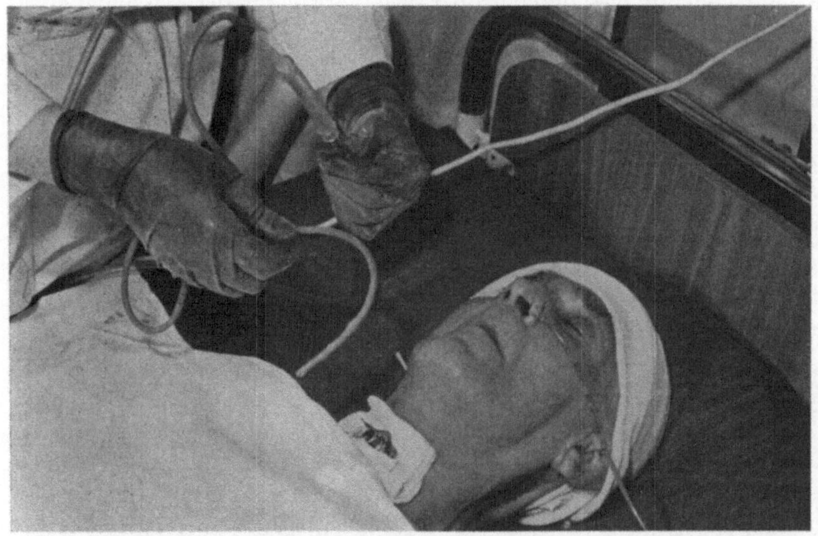

Abb. 11: Absaugeprozedur des Tracheotomierten unter sterilen Bedingungen.

Wie Sie auf der nächsten Abbildung sehen (Abb. 12), ist uns das auch zum großen Teil gelungen bis auf eine Ausnahme: Die Crux aller großen Chirurgischen Kliniken, dem Staphylococcus aureus haemolyticus. Hier ist das Ergebnis zunächst widersprechend. Der Keimbefall ist im zweiten Unter-

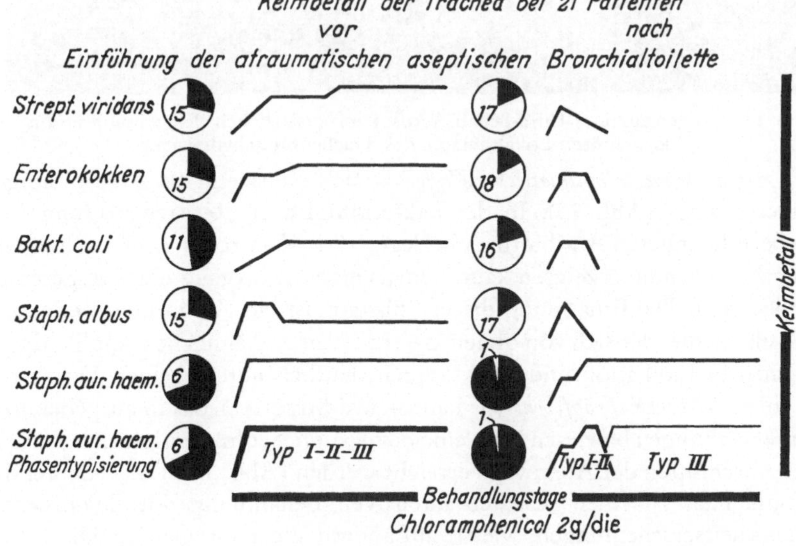

Abb. 12.

suchungskollektiv wesentlich größer, wenn er auch in der Massivität etwas verzögert beginnt. Die Lyssotypisierung klärt jedoch eindeutig die Verhältnisse. Die Zahl der vom Staphylococcus aureus haemolyticus befallenen Tracheotomierten hat zugenommen. Aber nicht mit Bakterienstämmen aus der Gruppe 1 und 2, die der Patient noch am 1. Tag der Untersuchung im Nasen- und Rachenraum hatte, sondern mit dem Typ 3, unserem Hauskeim, der sich erst am 4. Tag im Tracheobronchialsystem breit macht Daran ändern auch die Antibiotika grundsätzlich nichts. Es war uns und anderen Untersuchern nicht möglich, durch ein oder mehrere Antibiotika verschiedener Wirkungsbereiche, das Bronchialsekret von Microorganismen zu befreien, wohl aber kann eine Wachstumshemmung erreicht werden.

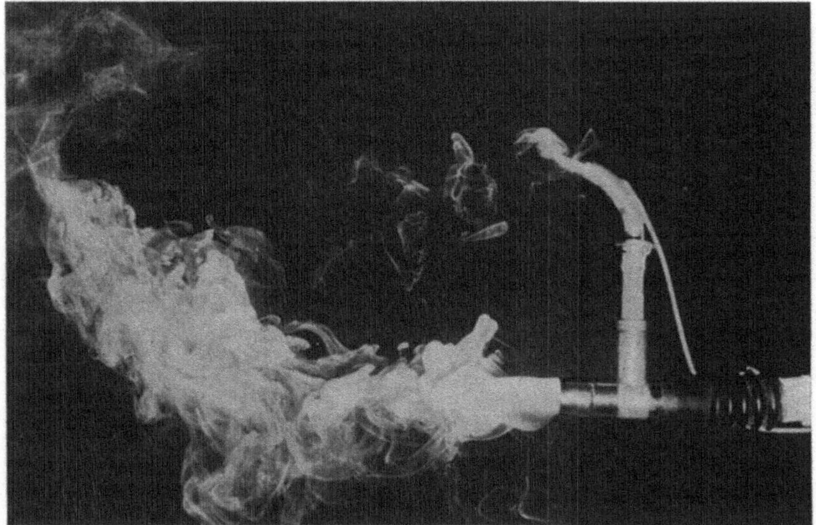

Abb. 13: Lungengängiges Ultra-Schall-Aerosol zur zusätzlichen Befeuchtung und medikamentösen Lokaltherapie des Tracheobronchialsystems.

Als wirksamste antibiotische Waffe hat sich Nebacetin als Aerosol eingeatmet gezeigt (Abb. 13). In der bakteriologischen Resistenzprüfung war Nebacetin anderen Antibiotika überlegen. Die Kontrollen auch nach mehrfacher Anwendung zeigten kaum jemals einen Rückgang der Erregerempfindlichkeit. Die Einatmung dieser Substanz ist ein Zuführungsmodus für Medikamente, der sich von oralen, parenteralen und ähnlichen Applikationsformen in Indikation und Wirksamkeit deutlich unterscheidet. Durch die Wahl *der richtigen Tröpfchengröße* kann – wie Mitchell das in ausgedehnten Untersuchungen bewiesen hat – eine bevorzugte Sedimentation an bestimmten Abschnitten der Atemwege erreicht werden (Abb. 14). Das bedeutet die Möglichkeit zu einer gezielten intensiven Behandlung dort lokalisierter Krankheitserscheinungen, wie sie auf andern Wegen in gleicher Direktheit nicht erreicht werden kann. Inhalierte Medikamente können, wie in vitro, direkt den Schleim verflüssigen oder auf den dort wachsenden Bakterienrasen einwirken.

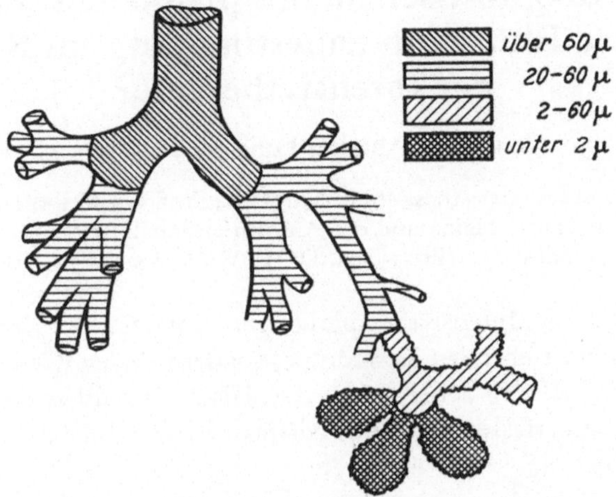

Abb. 14: Bevorzugte Sedimentation von Aerosol-Partikeln im Bronchialsystem nach Messungen von MITCHELL.

Erzeugt wird das Aerosol durch eine Ultraschall-Vernebleranlage Bei der von uns verwendeten Ultraschall-Frequenz von ungefähr 2,7 MHz liegt das Häufigkeitsmaximum des Aerosols zwischen 0,5 und 1,4 μ im Durchmesser, damit ist die Nebelmenge im lungengängigen Bereich etwa 300 mal so groß wie bei einem Düsenvernebler. Die hohe Ausbeute an lungengängigen Medikamententröpfchen erlaubt eine entsprechend starke Verdünnung der Medikamentenlösung. Wir geben auf 250 ml physiologische Kochsalzlösung 2 ml Nebacetin und eventuell Zusätze von Aludrin, Mucomyst und Soludecortin H.

Dennoch kann auf eine gezielte Allgemeinantibiose nicht verzichtet werden, da eine Keiminvasion, insbesondere aus den atelektatischen Lungenbezirken, nicht aufzuhalten ist. Wir geben deshalb gleich nach Anlegen des Tracheostoma Penicillin G in Megadosierung; niemals im Tropf, weil die Ausscheidungsrate oft gleich der zugeführten Penicillinmenge ist. Bleibt die Tracheotomie über längere Zeit bestehen, so müssen tägliche Trachealabstriche und ein Antibiogramm die Antibiose leiten.

Meine sehr verehrten Damen und Herren, es lag nicht in meiner Absicht, Sie mit einem verwirrenden Programm technischer Kleinkunst zu überfallen, sondern ich wollte Ihnen zeigen, daß es uns zwar wie vor 2000 Jahren gelingt, den akuten Erstickungstod mit einer technisch einfachen Operation – die Tracheotomie – zu beherrschen, dem schleichenden Tod der Komplikationen ist aber nur mit noch größerer Sorgfalt, noch größerem personellen und apparativen Aufwand beizukommen.

Welche diagnostischen Möglichkeiten bietet die direkte Blutvolumenbestimmung im Rahmen der Intensivtherapie?

Von **F. W. Ahnefeld** und **M. Halmágyi**

Aus dem Institut für Anaesthesiologie (Direktor: Prof. Dr. R. Frey) der Johannes Gutenberg-Universität Mainz und der Anaesthesieabteilung des Zentrallazarettes der Bundeswehr (Priv.-Doz. Dr. F. W. Ahnefeld) Koblenz

Die Aufgabe der Intensivtherapie besteht nicht nur in der Korrektur einer im Vordergrund stehenden Teilstörung, sondern in der Wiederherstellung und Aufrechterhaltung der Homoeostase. Hieraus resultiert die Forderung, alle Faktoren zu erfassen, die einen adäquaten Ablauf der Stoffwechselvorgänge sichern.

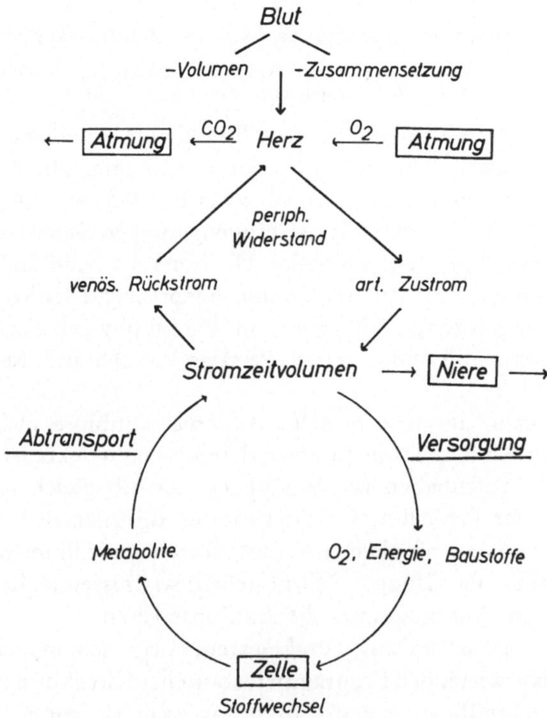

Abb. 1: Homoeostase – Funktion des Kreislaufes

Bei der Beurteilung des Kreislaufgeschehens darf nicht mehr die früher übliche isolierte Betrachtung der Hämodynamik im Vordergrund stehen. Nicht die Reaktion des peripheren Gefäßsystems, sondern die funktionellen Aufgaben des Kreislaufes, also die Versorgung der Gewebe mit Sauerstoff, Energie und Baustoffen, sowie ein ausreichender Abtransport der anfallenden Metaboliten sind von entscheidender Bedeutung (Abb. 1).

Die Transportkapazität des Blutes ist pro Volumeneinheit begrenzt. Nur die Normovolämie schafft die Voraussetzungen für die Bereitstellung eines dem jeweiligen Bedarf angepaßten Stromzeitvolumens und damit für einen störungsfreien Ablauf des Zellstoffwechsels.

Ein Volumendefizit kann zu verschiedenen Zeitpunkten und aus unterschiedlicher Ursache im Ablauf der Intensivtherapie eintreten.

Akute Blut- und Flüssigkeitsverluste lassen sich im allgemeinen bei sofortigem Ersatz unter Verwertung der üblichen klinischen Symptomatik in ausreichender Weise substituieren. Setzt die Volumenzufuhr dagegen zu spät ein, treten wiederholt stärkere Blutungen auf oder erfolgt ein kontinuierlicher, sich über einen längeren Zeitraum erstreckender Flüssigkeitsverlust in das Gewebe oder den Retroperitonealraum, sind klinische Schocksymptome zwar vorhanden, jedoch entweder nicht charakteristisch oder sie ergeben zumindest keine ausreichenden Anhaltspunkte für die notwendige Substitution. In diesen Fällen ist die direkte Blutvolumenbestimmung absolut indiziert, nur so lassen sich einerseits Über- und Untertransfusionen vermeiden und andererseits das für den Zellstoffwechsel notwendige Stromzeitvolumen sicherstellen.

Mit Hilfe der heute im Rahmen einer Intensivtherapie durchgeführten Blutgasanalyse läßt sich die Bedeutung der Normovolämie beweisen. Der Patient wurde wegen unklarer abdomineller Beschwerden überwiesen. Obwohl, abgesehen von einer Erhöhung der Pulsfrequenz, keine klinisch sicheren Schocksymptome erkennbar waren, ergaben die Blutgasanalyse und die gleichzeitig vorgenommene Volumenbestimmung die in der Tab. 1 aufgeführten Werte.

Hieraus war eine metabolische Azidose bei einem deutlichen Volumendefizit zu diagnostizieren. Die innerhalb von 80 min durchgeführte Infusion von 1750 ml führte nicht nur, wie die Kontrollmessungen ergaben, zu einer Normovolämie, sondern auch zu einem Ausgleich der metabo-

Tabelle 1. *Blutvolumen und Stoffwechsel*

W. K. ♂　　38 Jahre　　Diagn.: Ileus

Zeit	akt. pH	Stand-bicarb.	Base excess	pCO_2	Blutvolumen		Defizit
					Soll	Ist	
0	7,295	18,8	— 7	38,4	5430	3970	1460
80′		Infusion 1750 ml (500 Blut, 500 PPL, 750 Elektrolytlös.)					
140′	7,42	23,0	— 2	42,0	5430	5600	—

Tabelle 2. *Volumenverluste nach Verbrennungen*

	Ausdehnung der Verbr. in %	Volumendefizit in ml	in %	Blutdruck	Puls
1. Stunde	22,4	894	18,3	128/90	96
2. Stunde	27,3	1268	24,6	130/100	110
3. Stunde	26,4	1580	29,7	124/90	116

ischen Azidose (Tab. 2). Bei alleiniger Verwertung der klinischen Symptome und der Blutgasanalysenwerte hätte bei diesem Patienten, wie wir das immer häufiger sehen, die Behandlung der Azidose an erster Stelle gestanden, damit wäre im besten Falle der Ausgleich eines Symptoms, nicht aber die Normalisierung der auslösenden Ursache möglich gewesen.

Bei schweren Verbrennungen ist die Anpassung der Flüssigkeitssubstitution an den aktuellen Bedarf von entscheidender Bedeutung. Nur dann lassen sich sekundäre, als Folge einer Hypovolämie auftretende komplexe Dysregulationen vermeiden. Die übliche klinische Symptomatik erlaubt keine sicheren Rückschlüsse auf das Ausmaß der Hypovolämie. Trotz eines Defizits von ca 30% des Gesamtvolumens bleiben die Blutdruck- und Pulswerte praktisch unverändert. Erfolgt jedoch die Wiederherstellung der Normovolämie nicht innerhalb weniger Stunden, so entstehen zwangsläufig über die Dekompensation des Zellstoffwechsels irreparable Organschäden. Blutmengenbestimmungen erlauben gemeinsam mit anderen Laborwerten eine differenzierte, den Erfordernissen angepaßte Therapie.

Nach schweren Traumen, insbesondere Schädel-Hirnverletzungen, mit gleichzeitigen nicht erkannten oder mengenmäßig schwer zu beurteilenden Blutungen werden die Patienten erst nach einigen Tagen wegen einer hinzutretenden Oligurie oder anderer Störungen der Intensivtherapie zugeführt.

Einen solchen Verlauf zeigt das folgende Beispiel (Abb. 2): 20jähriger Patient, zwei Tage vor der Aufnahme Verkehrsunfall, Behandlung im auswärtigen Krankenhaus unter der Diagnose Contusio cerebri. Verlegung in die Neurochirurgie wegen Verdachts auf intracranielle Blutung. Aufnahmeuntersuchung und Carotisangiographie ergeben keinen Anhalt für Blutung oder andere Nebenverletzungen. Blutdruck- und Pulswerte liegen bei 110/60 mmHg bzw. 110/min. Einige Stunden später Blutdruckabfall auf 95/60 mmHg und Pulsanstieg auf 140/min. Diese bedrohliche Situation wird zunächst mit der schweren Hirnverletzung erklärt. Die Blutvolumenbestimmung ergibt jedoch ein Defizit von 1720 ml. Nach Zufuhr von 2000 ml Blut und Plasma sind die Kreislaufverhältnisse stabil, die Urinausscheidung liegt im Normbereich. Sechs Tage später Exitus wegen schwerster abszedierender Aspirations-Pneumonie. Sektionsergebnis: kleine Einrisse an beiden Lungenunterlappen, der Milzkapsel und der Leber. Blutmenge im Thorax und Abdomen ca. 1550 ml.

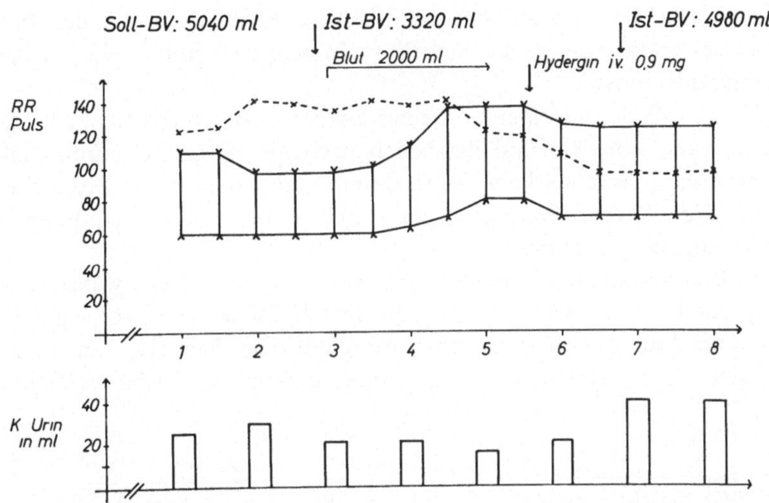

Abb. 2: Schädel-Hirntrauma mit Volumendefizit infolge abdomineller Nebenverletzungen

Bei Peritonitiden und Pankreatitiden, die mit einem paralytischen Ileus vergesellschaftet sind, entstehen schwerste exsikkotische Zustände. Das Ausmaß der normotonen Flüssigkeitsverluste ist durch keine Labormethode sicher zu erfassen. Nur die Bestimmung des Plasmavolumens erlaubt quantitative Rückschlüsse, da der intravasale Raum entsprechend seinem Anteil am extrazellulären Raum betroffen ist.

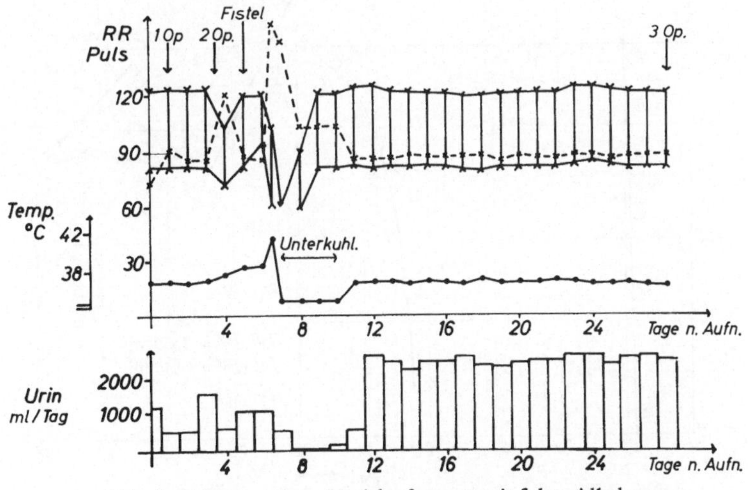

Abb. 3: Postoperatives Kreislaufversagen infolge Alkalose

Azidosen und Alkalosen entstehen postoperativ häufig durch Flüssigkeitsverluste aus Fisteln und führen auch ohne ein intravasales Volumendefizit zu erheblichen Kreislaufveränderungen. Gemeinsam mit den Blutgasanalysewerten ermöglicht die Blutvolumenbestimmung eine sichere Differentialdiagnostik.

59jährige Patientin Operation eines Uterus myomatosus (Abb. 3). Am 2. Tag starkes Erbrechen und Platzbauch, nach operativer Versorgung hohe Dünndarmfistel mit starkem Sekretabfluß und anhaltendem Erbrechen. Am 6. Tage Kreislaufversagen, das durch sofort einsetzende Intensivtherapie abgefangen wurde.

Die Blutvolumenbestimmung ergab eine Normovolämie, während die Astrup-Analyse eine stark ausgeprägte metabolische Alkalose zeigte (I). Nach Korrektur der Störung im Säure-Basen-Haushalt (II) kam es zur Stabilisierung des Kreislaufes und Normalisierung der Urinausscheidung (Abb. 4).

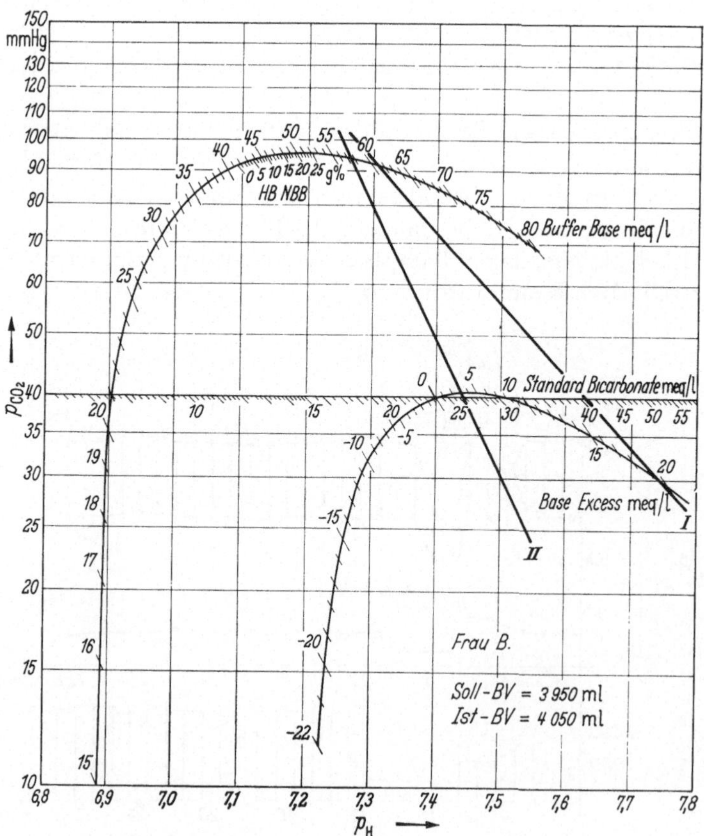

Abb. 4: Blutvolumenbestimmung und Blutgasanalysen

Bei Schädel-Hirntraumen, nach neurochirurgischen Eingriffen und bei Vergiftungen gehört die Osmo-Onkotherapie zum festen Bestandteil der Ödembehandlung. Da auch heute noch beim Vorliegen eines Hirnödems oder einer Ödemneigung gleichzeitig die Flüssigkeitszufuhr eingeschränkt wird, wächst damit die Gefahr einer iatrogen ausgelösten Hypovolämie. Der günstige Effekt der Entwässerung wird durch die Mangeldurchblutung zunichte gemacht. Auch in diesen Fällen ermöglicht die Blutvolumenbestimmung die erforderliche Orientierung über die Bemessung der Substitutionstherapie.

Die Beispiele zeigen einige der Möglichkeiten, bei denen die Bestimmung des intravasalen Volumens während der Intensivtherapie einen großen diagnostischen und differentialdiagnostischen Wert besitzt. Selbstverständlich darf die Blutmengenbestimmung nur im Rahmen der Gesamtdiagnostik, nie dagegen als einzige Richtschnur der Therapie gesehen werden.

Kritisches zur Blutvolumenbestimmung mit Hilfe radioaktiver Isotopen*

Von **O. Giebel** und **K. Horatz**

Aus der Anaesthesieabteilung (Leiter: Prof. Dr. K. Horatz) der Chirurgischen Universitätsklinik und -Poliklinik der Universität Hamburg (Direktor: Prof. Dr. L. Zukschwerdt)

Im allgemeinen werden heute drei Isotopen zur Markierung von Blutbestandteilen verwendet, um mit Hilfe dieser Indikatoren die Blutvolumenbestimmung nach dem Verdünnungsprinzip durchführen zu können. Mit ^{131}Jod oder ^{125}Jod werden Human-Serum-Albumin und mit ^{51}Chrom Erythrocyten markiert. Das Blutvolumen wird dann aus dem Quotienten einer bekannten Indikatorkonzentration in einem geringen, in die Blutbahn injizierten Volumen von der Indikatorkonzentration eines gleichgroßen Volumens, das nach einer bestimmten Mischungszeit (meistens 10 min) aus der Blutbahn entnommen wird, ermittelt. Dieser Meß- und Rechenvorgang ist in den beiden gebräuchlichen Geräten Volemetron[1] und Hemolitre[2] halbautomatisiert und endet mit der Anzeige des Blutvolumens als Zahlenwert in Litern.

Wenn das Ergebnis auch durch den bestechend einfachen Meßvorgang in kürzester Zeit verfügbar ist, darf diese technische Errungenschaft nicht zu der Annahme verleiten, daß damit die eigentliche Problematik der Blutvolumenbestimmung gelöst sei. Die Idealforderung an einen zur gleichmäßigen Verteilung in der Blutbahn bestimmten Indikator ist, daß dieser im intravasalen Raum verweilt, keine schädlichen Folgen aufweist, leicht zu identifizieren und quantitativ zu analysieren ist. Die genannten radioaktiv markierten Blutbestandteile erfüllen aber nur unter ganz bestimmten Voraussetzungen weitgehend diese Forderungen.

Am einfachsten gestaltet sich die Verwendung von Human-Serum-Albumin, das meist mit dem ^{131}Jod-Isotop markiert im Handel erhältlich ist und sich nach der Injektion zunächst im Plasmaraum der Blutbahn verteilt.

Die Erfahrung lehrt jedoch, daß die mit diesem Indikator ermittelten Blutvolumina in vivo teils erheblich höher liegen als in vitro. Diese Tat-

---

* Mit Unterstützung der Stiftung Volkswagenwerk.

[1] Ames-Atomium, Holland

[2] Picker, U.S.A.

sache wurde zum Teil als Differenz zwischen venösem und Gesamtkörper-hämatokrit interpretiert, zum Teil auf den bei bestimmten pathophysiologischen Veränderungen gesteigerten Abstrom der markierten Plasmaproteine aus dem intravasalen in den extravasalen Raum zurückgeführt und nicht zuletzt durch Verlust radioaktiven Jods durch noch wenig bekannte Abbau- und Spaltungsvorgänge, z. B. durch Dejodasen, an den teils denaturierten markierten Albuminpräparaten verursacht.

Wie bereits in Zürich gezeigt, ist das Verhalten des ^{131}RIHSA-Verteilungsraumes dem ^{125}RIHSA-Verteilungsraum prinzipiell gleich. Es wird nur selten ein Gleichgewichtszustand erreicht, der dann allerdings den extravasalen Raum mit einschließt. Daher erfordert jede Blutvolumenbestimmung eine erneute Injektion dieses Indikators und das Meßergebnis wird durch die allmählich ansteigende Restaktivität immer ungenauer.

Anders verhält sich dagegen der mit ^{51}Cr markierten Erythrocyten bestimmte Verteilungsraum, der während der Beobachtungszeit fast unverändert gleichbleibt. Der Indikator verweilt also fast vollständig im intravasalen Raum.

Wie Sie auf der *ersten Tabelle* sehen, stimmen die mit ^{51}Cr markierten Erythrocyten gemessenen Blutvolumina bei 14 gesunden Probanden nach einer Mischungszeit von 10 min mit dem von den meisten Autoren als normal angegebenen Wert gut überein, während die Blutvolumina der gleichen Gruppe, die mit ^{125}RIHSA bestimmt wurden, um ca. 20% höher liegen.

Tabelle 1

Ausgangsblutvolumina von 14 Probanden mit ^{125}RIHSA und ^{51}Cr markierten Erythrocyten simultan gemessen unter Verwendung des Hemolitre mit eingebautem Impulshöhenanalysator

^{51}Cr markierte Erythrocyten	4687 ± 140 ml	= 69 ± 7,8 ml/kg
^{125}RIHSA	5665 ± 203 ml	= + 21 ± 3 %

(Mittelwerte $\bar{x}$ und Streuung der Mittelwerte $s\bar{x}$ bei $n = 14$)

Wir haben das Verfahren der simultanen Anwendung von beiden Indikatoren durch einmalige intravenöse Injektion und sukzessiver Messung in einem Probenröhrchen mit Hilfe eines in das Hemolitre eingebauten Impulshöhenanalysators dazu verwendet, bei zwei Gruppen von je sieben gesunden Probanden das Verhalten des Blutvolumens nach 400 ml Blutentnahme allein und nach der gleichen Blutentnahme und anschließender Wiederauffüllung mit 500 ml Haemaccel im Verlaufe von 6 Std zu studieren.

Zunächst zeigt Ihnen die *zweite Tabelle* die Abweichung von den Ausgangsblutvolumina 10 min nach der Blutentnahme von 400 ml, die im Mittel in 7,5 ± 1,3 min entnommen wurde. Man sieht, daß von dieser entnommenen Blutmenge etwas mehr als 300 ml, die im Mittel 7% des

Ausgangsblutvolumens entsprechen, mit ^{51}Cr markierten Erythrocyten nachweisbar sind, während mit ^{125}RIHSA nur etwa ein Drittel der entnommenen Blutmenge nachweisbar ist.

Tabelle 2

Abweichung von den Ausgangsblutvolumina nach einer Blutentnahme von 400 ml in 7,5 ± 1,3 min mit ^{125}RIHSA und ^{51}Cr markierten Erythrocyten simultan gemessen unter Verwendung des Hemolitre mit eingebautem Impulshöhenanalysator

Isotop	Abweichung in	
	ml	%
^{51}Cr markierte Erythrocyten	− 313 ± 26	− 7 ± 0,6
^{111}RIHSA	− 128 ± 31	− 2 ± 0,6

(Mittelwerte $\bar{x}$ und Streuung der Mittelwerte $s\bar{x}$ bei $n = 14$)

Die *letzte Tabelle* soll Ihnen nun zeigen, wie sich das Blutvolumen während 6 Std bei den beiden Gruppen verhält. Man sieht in der linken Spalte dieser Tabelle, daß nach Blutentnahme ohne anschließende Substitution nur etwa ein Drittel der verlorengegangenen Blutmenge offenbar durch Flüssigkeitseinstrom aus dem extra- in den intravasalen Raum ausgeglichen wird. Dies war auch an der Hämatokriterniedrigung von 45% im Mittel auf 42 bis 43% festzustellen. Das Ausgangsblutvolumen bleibt aber im Mittel um 5% erniedrigt.

Tabelle 3

Änderung der Blutvolumina während der folgenden 6 Std bei je 7 Probanden nach 400 ml Blutentnahme allein und nach 400 ml Blutentnahme und 500 ml Haemaccel-Infusion mit ^{125}RIHSA und ^{51}Cr markierten Erythrocyten simultan gemessen unter Verwendung des Hemolitre mit eingebautem Impulshöhenanalysator

Änderung der mit ^{51}Cr markierten Erythrocyten gemessenen Blutvolumina

Zeit in min	nach 400 ml Blutentnahme		nach 400 ml Blutentnahme und 500 ml Haemaccel	
	ml	%	ml	%
10	− 313 ± 26	− 7 ± 0,6		
60	− 177 ± 47	− 4 ± 1	+ 60 ± 50	+ 1 ± 1
120	− 207 ± 143	− 5 ± 2	− 36 ± 70	− 1 ± 1,5
240	− 232 ± 78	− 5 ± 2	− 105 ± 61	− 2 ± 1
360	− 234 ± 49	− 5 ± 1	− 195 ± 96	− 4 ± 2

(Mittelwerte $\bar{x}$ und Streuung der Mittelwerte $s\bar{x}$ bei $n = 7$)

In der rechten Spalte ist zu sehen, daß das Ausgangsblutvolumen nach der Infusion von 500 ml Haemaccel wiederhergestellt und nach 2 Std noch erhalten ist. Erst nach 4 bis 6 Std läßt sich eine allmählich zunehmende Verkleinerung des Ausgangsblutvolumens feststellen. Alle Versuchspersonen haben 3 Std vor Versuchsbeginn bis zum Versuchsende keine Nahrung oder Flüssigkeit erhalten. Außerdem haben die Probanden während der gesamten Versuchsdauer gelegen. Diese Versuchsbedingungen erklären wenigstens teilweise die abweichenden Ergebnisse, die Herr AHNEFELD auf der vorhergehenden Tagung hier vorgetragen hat.

Zusammenfassend läßt sich feststellen, daß

1. die Blutentnahme in den ersten 10 min zu ca. 80% und mehr nachweisbar ist und in den folgenden 6 Std nur noch zu ca. 53%,

2. ca. 75% der infundierten 500 ml Haemaccel nach 2 Std nachweisbar sind und das Ausgangsblutvolumen wiederhergestellt wird und erst nach 4 bis 6 Std der Auffülleffekt zunehmend verlorengeht.

Weitere Untersuchungen über das Verhalten anderer Plasmaexpander mit dieser Methodik sollen folgen und zu einer Erweiterung unserer Kenntnisse über die Indikationsgebiete der Plasmaexpander führen.

Literatur

AHNEFELD, F. W., M. HALMAGYI u. K. ÜBERLA: Untersuchungen über die Volumenwirkung von Blut, Plasma und kolloidalen Volumenersatzmitteln. Langenbecks Arch. klin. Chir., Bd. 313 (Kongreßbericht 1965).

GIEBEL, O.: Zur Problematik der Blutvolumenbestimmung mit Hilfe von Radioisotopen. Anaesthesist, H. 4 oder 5 in **15** (1966).

BOCK, K. D. (Hrsg.): Schock – Pathogenese und Therapie. Springer, Berlin-Göttingen-Heidelberg 1962.

HORATZ, K. u. R. FREY (Hrsg.): Schock und Plasmaexpander. Springer, Berlin-Göttingen-Heidelberg 1964.

JUST, O. H. (Hrsg.): Genese und Therapie des hämorrhagischen Schocks. Thieme, Stuttgart 1966.

GEIGY, J. R., AG (Hrsg.): Documenta Geigy – Wissenschaftliche Tabellen, 6. Aufl. 1960, S: 518.

Respiratoren

Von **O. P. Norlander**

From the Department of Anaesthesia Thoracic Clinics
(Head: Dr. O. P. Norlander) Stockholm (Schweden)

Apparate, die für die automatische Lungenventilation bestimmt sind, können verschiedenartig klassifiziert werden. Eine Analysierungsmethode, die die Funktionsweise verschiedener mechanischer Respiratoren zu beurteilen erlaubt, wurde vom Verfasser ausgearbeitet.

Entsprechend der zur Verfügung stehenden Kraft der Insufflationsphase, können die Kraftgeneratoren in zwei verschiedene prinzipielle Gruppen eingeteilt werden.

1. Generatoren mit konstanter Treibkraft und einstellbarer Gasstromgeschwindigkeit sowie 2. dito ohne einstellbare Gasstromgeschwindigkeit, 3. Generatoren mit ansteigender Treibkraft a) direkt und b) indirekt einwirkend auf den Patienten.

Charakteristisch für die Generatoren mit konstanter Treibkraft ist, daß sich diese während der Insufflation nicht ändern kann. Dadurch wird der Gasstrom im Patientenkreis abhängig von dessen Widerstandsverhältnissen und wird auf alle Fälle während der Insufflation absinken, weil bei einer gesteigerten Beanspruchung der Treibkraft in diesem Falle eine relative Verminderung derselben eintritt. In sogenannten druckgesteuerten Geräten werden daher, bei der Administration des notwendigen Minutenvolumens Schwierigkeiten entstehen, wenn sich die mechanischen Eigenschaften in Lungen und Thorax ändern.

Bei volumengesteuerten Apparaten mit Generatoren von konstanter Treibkraft können solche Schwierigkeiten entstehen – abhängig von dem Typ des Kraftaggregates und dem Zeitverhältnis zwischen Inspiration und Expiration.

Bei Verwendung der Generatoren mit steigender Treibkraft und indirekter Einwirkung auf das Patientensystem wird eine physiologische Anpassung der Gasstromgeschwindigkeit zu den Verhältnissen im Patienten zu Gunsten einer maximal uniformen Distribution der Gase in den Lungen und eine Anpassung an die ständig variierenden Zeitkonstanten des Atmungssystems erreicht.

Die Zeitverhältnisse zwischen Inspiration und Exspiration sowie das Problemkomplex einer negativen Phase während der Expiration sowie Synchronisierungsschwierigkeiten zwischen Patient und Respirator werden diskutiert.

Erfahrungen mit langfristig assistierter Beatmung an 100 Patienten

Von **K. Bonhoeffer, K. Standfuss** und **U. Muser**

Aus der Anaesthesieabteilung (Leiter: Priv.-Doz. H. J. EBERLEIN) der Chirurgischen Universitätsklinik Köln-Lindenthal (Direktor: Prof. Dr. G. HEBERER)

Wir möchten über 107 Patienten berichten, die wir in den letzten 30 Monaten mit dem Bird-Respirator langfristig beatmeten. 55% waren Schwerverletzte, die fast alle (insgesamt 51%) entweder eine schwere Gehirn- oder Thoraxkontusion oder beides erlitten hatten. 37% hatten zu gleichen Teilen große Laparatomien oder Thorakotomien hinter sich. 8% wurden aus anderen Indikationen beatmet.

Bei 51 Patienten wurde die respiratorische Insuffizienz geheilt, d. h. am Ende der assistierten Beatmung war die Spontanatmung suffizient. 34 Patienten starben bei suffizienter assistierter Beatmung an den Folgen ihres Grundleidens. 16 Patienten verloren wir an der respiratorischen Insuffizienz selbst, die trotz der assistierten Beatmung fortschritt. Es ist bemerkenswert, daß fast alle diese Patienten retrospektiv gesehen zu spät beatmet wurden. 6 Patienten starben an den Komplikationen der assistierten Beatmung. Herr STANDFUSS wird diese Gruppe näher analysieren.

Die respiratorische Insuffizienz konnte bei über der Hälfte (33 von 59 Fällen) der Schwerverletzten, jedoch nur bei einem Drittel der Schweroperierten (13 von 39 Fällen) erfolgreich behandelt werden. Abb. 1 zeigt die Beziehung zwischen Häufigkeit der Beatmung, gutem Beatmungserfolg und Lebensalter. Der jüngste Patient war 5, der Älteste 83 Jahre alt. Bei jungen Menschen zwischen 5 und 20 Jahren ist der Beatmungserfolg am besten. In den Altersgruppen von 21 bis 40, und 61 bis 83 Jahren, konnte die respiratorische Insuffizienz etwa in 50% der Fälle erfolgreich behandelt werden. Im Alter von 41 bis 60 Jahren ist die Erfolgsquote mit ca. 30% auffallend niedrig. In dieser Gruppe befinden sich besonders viel schweroperierte Patienten, bei denen – wie gesagt – nur in einem Drittel der Fälle mit einem Übergang auf eine suffiziente Spontanatmung gerechnet werden konnte.

Die kürzeste Beatmungsdauer betrug 26 Stunden, die längste 45 Tage. Die meisten Patienten wurden 1 bis 2 Wochen beatmet (Abb. 2).

Die Beatmungsdauer hatte praktisch keinen Einfluß auf den Beatmungserfolg. Die extrem niedrige Erfolgsquote bei kurzer Beatmung erklärt sich

         K. Bonhoeffer, K. Standfuss und U. Muser

aus der Tatsache, daß in diese Kategorie besonders viel Patienten fallen, bei
denen die Indikation sehr spät gestellt wurde.

Während in der ersten Hälfte der Beobachtungszeit knapp 30% (9 von
31) der respiratorischen Insuffizienzen geheilt wurden, sind es in der letzten

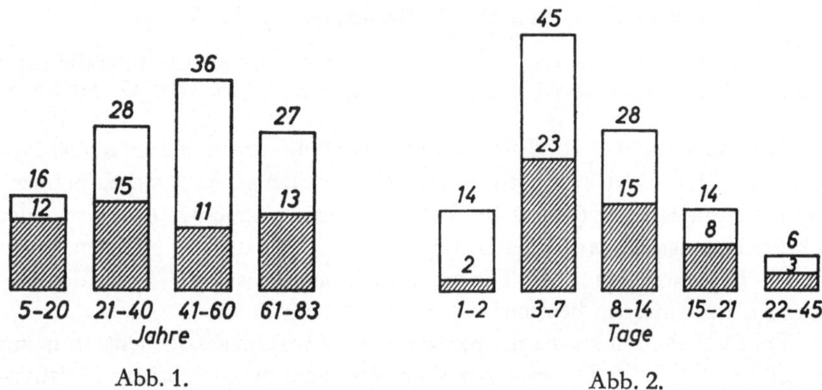

Abb. 1.   Abb. 2.

knapp 60% (42 von 76). Einer der wesentlichen Gründe für den besseren
Beatmungserfolg ist u. E. die frühe Indikationsstellung zur assistierten
Beatmung, deren Problematik hier leider nicht abgehandelt werden kann
(vgl. Acta Anaesth. Scand., Kongreßbericht des 2. Europäischen An-
aesthesiologenkongresses, Kopenhagen 1966).

Komplikationen bei 100 langfristig beatmeten Patienten

Von **K. Standfuss, K. Bonhoeffer** und **U. Muser**

Aus der Anaesthesieabteilung (Leiter: Priv.-Doz. Dr. Eberlein) der Chirurgischen Universitätsklinik Köln-Lindenthal (Direktor: Prof. Dr. G. Heberer)

Bei der folgenden Besprechung der Komplikationen der assistierten Beatmung – es handelt sich um die im vorigen Vortrag (176) genannten 107 Kranken – sollte man berücksichtigen, daß unsere Patienten ohne Beatmung nur geringe oder keine Überlebensaussichten gehabt hätten. Im Vergleich hierzu ist das Risiko der langfristigen assistierten Ventilation gering. Die akute respiratorische Insuffizienz entwickelt sich stets auf dem Boden schwerer Erkrankungen oder Verletzungen, welche unter suffizienter Beatmung häufig einen Verlauf nehmen, den man ohne sie nie hätte beobachten können. Wie Herr Bonhoeffer Ihnen gezeigt hat, erlagen die meisten unserer verstorbenen Patienten den Folgen ihrer Grundkrankheit. Die ausreichende allgemeine Intensivbehandlung und ihre Komplikationen sind jedoch ein Kapitel, das hier auch in Kürze nicht besprochen werden kann.

6 Patienten starben an Komplikationen der assistierten Beatmung. Sie wären ohne diese nicht lebensfähig gewesen. Vielleicht nur mit Ausnahme eines letalen Ausgangs, zu dem es durch Arrosion einer A. subclavia lusoria durch eine Magensonde kam, waren die Todesfälle im Prinzip vermeidbar. 2 Thoraxverletzte starben an einem Spannungspneumothorax, der sich gleichzeitig mit einem verkannten Hautemphysem entwickelt hatte. 1 Kranker starb an einer versehentlichen Beendigung der Beatmung. 1 Patient erlag den Spätfolgen einer massiven pulmonalen Aspiration bei ungeblocktem Tubus. Und schließlich erlebten wir 1 tödliche Arrosionsblutung aus dem Truncus brachiocephalicus bei tiefem Tracheostoma. Die hohe Tracheostomie ist für eine langfristige maschinelle Ventilation unbedingt vorzuziehen.

Ein Pneumothorax, der sich ohne warnende Vorzeichen entwickelt, ist eine typische und unvermeidbare Komplikation, die wir bei 10 Kranken 14mal beobachtet haben. Eine Verhütung ist auch unter Vermeidung hoher Beatmungsdrucke nicht möglich. Kleine periphere Lungenabszesse (3 Pneumothoraxfälle) und bullöse Emphyseme (4 Fälle) können kaum vorher diagnostiziert werden. Wir erwägen eine prophylaktische Drainierung des Pleuraraumes bei Rippenstückfrakturen ohne Hautemphysem (1 Fall) und bei Kranken mit einem sehr geringen Rest ventilierbaren Lungengewebes (3 Fälle).

Ebenfalls unvermeidbar scheint uns die Tracheitis zu sein, jedoch kann zur Verhinderung einer Tracheomalacie beigetragen werden, die sich 9mal – darunter 2 Oesophagotrachealfisteln – bei moribunden Kranken in offenbar kürzester Zeit entwickelt hatte. Wir glauben, diese Komplikation im übrigen vermieden zu haben durch die hohe Tracheotomie (1. bis 2. Trachealring), durch 2täglichen Wechsel der Kanülen – wir verwenden Doppelmanschetten-Gummituben – und durch 2stündliches Aufblasen der Manschetten im Wechsel. Eine Trachealstenose aus dem Jahre 1964 war der Anlaß zu unserem strengen Behandlungsregime.

Iatrogene pulmonale Infektionen haben wir nicht nachweisen können. Prophylaktisch wichtig scheint uns eine kontinuierliche Verneblung von ca. 1 l Wasser in 24 Std, ein Zusatz von Nebacetin zum Nebulisat und eine ausgiebige und sterile Absaugung des Bronchialbaumes mit Lingulakathetern zu sein. Die Bronchus- und Kanülenobturation, die wir anfangs mangels Erfahrung mit der Verneblung 7mal beobachteten, läßt sich mit den gleichen Behandlungsprinzipien vermeiden.

Erwartungsgemäß ist die Komplikationsrate im letzten Behandlungsjahr erheblich geringer geworden. Eine weitere Verbesserung versprechen wir uns von einer geplanten Beatmungsstation.

Aussprache

H. Baur (München) wies auf den differentialdiagnostischen Wert der Bestimmung des spezifischen Gewichtes des Harns hin. Besser und aufschlußreicher ist allerdings die Bestimmung der Osmolalität des Blutes und Urins. Die hierfür erforderliche Apparatur kostet allerdings auch wieder 4000,— bis 5000,— DM.

H. Horatz (Hamburg) fragte nach der Auffassung der Wiener Schule: Wann sollen bei Verschlechterung des EEG (elektrische Stille mehrere Stunden) die Wiederbelebungsbemühungen abgebrochen werden? Droht sonst nicht das apallische Syndrom?

O. Just (Heidelberg) fragte, ob bei der Tracheotomie die beiden oberen Trachealringe geschont werden sollen?

K. Wiemers (Freiburg) vertrat die Auffassung, daß die beiden ersten Trachealringe geschont werden müssen, von den beiden nächsten (drei, vier, evtl. auch fünf) jedoch eine Öffnung resiziert werden soll. Auch der Isthmus der Schilddrüse muß meist durchtrennt werden.

E. Rügenheimer (Erlangen) warnte vor der Beschädigung des Cricoidknorpels und vor der tiefen Tracheotomie für die Langzeitbeatmung. Der von ihm empfohlene Ultraschall-Vernebler kostet etwa 4000,— DM und soll bald lieferbar sein; ebenso die von ihm verbesserte „künstliche Nase" der Drägerwerke.

M. Halmágyi (Mainz) bestätigte GIEBEL, daß die Cr^{51}-Methode beständiger ist. Er fragte ihn jedoch, ob seine Untersuchungen auch bei schockierten Patienten durchgeführt wurden. Bei diesen erfolgt die Vermischung der zugeführten Erythrocyten nicht so schnell, wie beim normalen. Die Konzentration ändert sich deshalb während der Messungszeit. Weiter fragte er nach dem Hydrationszustand der Versuchspersonen. Hierdurch könne allein schon die spontane Wiederauffüllung des Kreislaufes erklärt werden.

O. Giebel (Hamburg) hat sich zunächst mehr um seine Methodik bemüht. Deren Hauptvorteil ist die gleichzeitige Erfassung beider Methoden (J^{131}- und Cr^{51}-Methode) bei einem einzigen Kranken, sodaß ein direkter Vergleich möglich ist. Weitere Untersuchungen sind notwendig. Seine Medizinstudenten hatten 3 Stunden vor dem Versuch gefastet.

Zum Schluß bedankte sich der Vorsitzende, K. HORATZ (Hamburg) bei den Rednern und Diskussionsrednern für ihre ausgezeichneten Darlegungen und bei dem großen Auditorium für das bewiesene Interesse an den Fragen der Intensivbehandlung.

Erschienene Bände:

In Vorbereitung:

Berichtigungszettel

Der Absatz S. 76, Zeile 12 bis S. 77, Zeile 9:
„Schwere Schockzustände . . . . kann Erholung erfolgen" gehört nach S. 80 zwischen Zeile 3 und 4 eingefügt.

S. 75, 1. Zeile muß heißen: „Dauer der Verkehrs**un**tüchtigkeit".

S. 75, zweite Zeile: **„ . . . im Durchschnitt 4 min"** ist auf S. 73, letzte Zeile hinter: Toleranzstadium einzusetzen.

Anaesthesiologie und Wiederbelebung, Bd. 17, Intensivbehandlung